甘肃省藏药炮制规范

（2024年版）

甘肃省药品监督管理局　编

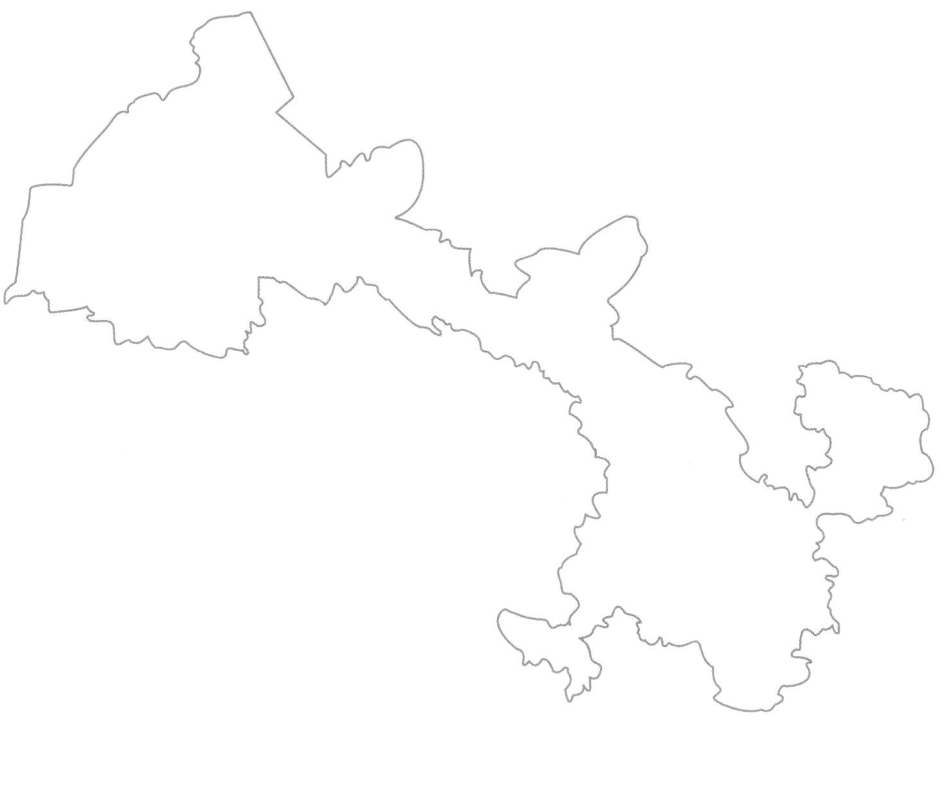

蘭州大學出版社
LANZHOU UNIVERSITY PRESS

图书在版编目（CIP）数据

甘肃省藏药炮制规范 ：2024 年版 / 甘肃省药品监督管理局编. -- 兰州 ：兰州大学出版社，2024. 11.

ISBN 978-7-311-06717-5

Ⅰ. R291.4

中国国家版本馆 CIP 数据核字第 2024VA9588 号

责任编辑 陈红升
封面设计 汪如祥

书　　名 甘肃省藏药炮制规范（2024 年版）
GANSUSHENG ZANGYAO PAOZHI GUIFAN(2024 NIAN BAN)
作　　者 甘肃省药品监督管理局 编
出版发行 兰州大学出版社 （地址：兰州市天水南路 222 号 730000）
电　　话 0931-8912613（总编办公室） 0931-8617156（营销中心）
网　　址 http://press.lzu.edu.cn
电子信箱 press@lzu.edu.cn
印　　刷 陕西龙山海天艺术印务有限公司
开　　本 880 mm×1230 mm 1/16
成品尺寸 210 mm×285 mm
印　　张 14.25
字　　数 298 千
版　　次 2024 年 10 月第 1 版
印　　次 2024 年 11 月第 1 次印刷
书　　号 ISBN 978-7-311-06717-5
定　　价 198.00 元

#《甘肃省藏药炮制规范》（2024年版）
编辑、审定委员会

编辑委员会

主任委员 杨平荣

执行委员 （按姓氏笔画排序）

于强　马潇　王政　王鹏

任兴德　李续文　黄健　郭朝晖

主编 马潇　马蓉

副主编 何强　李冬华　张明童

编委 （按姓氏笔画排列）

万玛旦增　王娟弟　朱雅君　刘蕊

江凯航　李欣　李敏　杨玲霞

张小青　张生杰　张国霞　张樱山

柳海霞　郭晓霞　曹园园　韩潇潇

审定委员会

（按姓氏笔画排列）

马新换　丹巴尖措　本考　石晓峰

包旭宏　朵德祥　贡布东智　李越峰

李喜香　杨志刚　杨锡仓　更桑才昂

张扎西嘉措　张雪菊　桑杰东主　道吉仁青

编写与审稿单位

甘肃省药品检验研究院

国家药品监督管理局中药材及饮片质量控制重点实验室

甘肃奇正藏药有限公司

甘肃佛阁藏药有限公司

甘肃省中药现代制药工程研究院有限公司

甘南曼隆藏医药传承研究有限责任公司

甘肃省中药品质与安全评价工程技术创新中心

甘肃省中藏药检验检测技术工程研究中心

甘肃省藏医药研究院

甘南藏族自治州藏医医院

夏河县藏医医院

碌曲县藏医院

玛曲县藏医院

卓尼县藏医医院

迭部县藏医院

舟曲县中藏医院

天祝藏族自治县藏医药研究院

碌曲西仓寺院藏医院

临洮县奇正藏医医院有限责任公司

甘南州合作市卡加曼藏药开发有限公司

甘肃省医学科学研究院

兰州大学药学院

甘肃中医药大学药学院

甘肃省中医院药学部

甘肃中医药大学附属医院

甘肃省第二人民医院

前 言

藏医药是我国藏族人民在生产劳动和生活实践中长期同疾病斗争的经验总结，具有完整的理论体系和大量的临床实践经验，是我国传统医药的重要组成部分，是中华医药宝库中独具特色的瑰宝。甘肃省是多民族聚居、多文化交融的地区，是我国藏族主要聚居地之一，省内藏医药文化底蕴深厚、藏药材资源丰富。

1979年，在西藏、青海、四川、甘肃、云南和新疆等六省（自治区）卫生部门的组织下，由上述六省（自治区）药品检验所协作，共同编制《藏药标准》（第一版）。1995年，卫生部安排国家药典委员会组织西藏、青海、四川、云南和甘肃等省（自治区）卫生部门，由各省（自治区）药品检验所共同编制《中华人民共和国卫生部药品标准·藏药分册》。

甘肃省委、省政府将生物医药产业列为甘肃发展的支柱产业，高度重视藏医药事业，为建立健全藏药标准化体系建设和实现藏医药可持续发展作出了重要部署。

为贯彻省委、省政府决策部署，更好地满足甘肃藏医药生产、使用的需求，甘肃省药品监督管理局委托甘肃省药品检验研究院作为牵头单位，组织省内藏医药生产企业、使用单位、高等院校和科研院所，编撰《甘肃省藏药炮制规范》（2024年版），以期在传承藏药特色、控制药品质量、指导临床应用、科学监督管理等方面发挥更好的作用。

《甘肃省藏药炮制规范》（2024年版）按照《中华人民共和国药品管理法》及有关地方标准管理的规定，主要对甘肃省内使用的、具有鲜明地域特色的藏药炮制方法进行收载，引用的药品系《中国药典》、《中华人民共和国卫生部药品标准·藏药分册》、《藏药标准》（第一版）及《甘肃省中药材标准》等现行有效版本中收载并符合规定的品种。在制订过程中，省内一些知名中、藏医药专家和长期从事藏医药教学、临床、科研、生产、管理的同志，参加了本规范的起草、制订、审稿、定稿工作。

《甘肃省藏药炮制规范》（2024年版）加强了对藏药质量的控制，以性状鉴别、显微鉴别、化学鉴别为主要内容；其中部分藏药品种增加了薄层色谱鉴别、检查、浸出物和含量测定等质量控制检测指标，旨在提高藏药的质量可控性、确保藏药质量，使本规范具有较强的实用性、规范性、指导性和可操作性。

《甘肃省藏药炮制规范》（2024年版）共收载158种（其中植物药110种、动物药25种、矿物药23种）藏药材的181个炮制规格，进一步明确了药材来源、细化了炮制技术要点、规范了名词术语，是藏药生产、经营、使用及质量检验等领域的法定技术标准。藏成药中的原料药炮制方法，除另有规定外，均按本规范执行。

由于水平和条件有限，本规范难免会存在一些不足之处，希望各有关单位在执行中及时提出改进意见和建议，以便进一步修订完善，不断提高本规范水平。

《甘肃省藏药炮制规范》编辑委员会

2024年10月

总　目

凡　例

《甘肃省藏药炮制规范》(2024年版)(以下简称本规范)是甘肃省药品监督管理局依据《中华人民共和国药品管理法》组织制定和颁布实施的地方藏药炮制规范，是国家药品质量标准的组成部分。

本规范对甘肃省内使用的、具有鲜明地域特色的藏药炮制方法进行收载，引用的药品系《中国药典》、《中华人民共和国卫生部药品标准·藏药分册》、《藏药标准》(第一版)及《甘肃省中药材标准》等现行有效版本中收载并符合规定的品种。

一、本规范包括“前言、总目、凡例、品名目次、标准正文、附录、中文名索引、藏文名索引、汉语拼音索引”等部分。

前言系说明编制本规范的依据、编写过程及管理办法等。凡例是解释和使用本规范进行质量检验的基本指导原则，并把标准正文与质量检验有关的共性问题加以规定，避免在全书中重复说明。凡例中的有关规定具有法定约束力。

二、本规范按植物类、动物类、矿物类来源中文名称汉语拼音顺序编排。品名目次、标准正文和中文名索引按中文名称汉语拼音字母顺序排列；藏文名索引按藏文字母顺序排列；汉语拼音索引按汉语拼音字母顺序排列。

三、本规范各品种参照《中国药典》现行版的格式，按下列顺序排列：**【品名】【汉语拼音名】【藏文名】【藏文音译名】【药材拉丁名】【处方用名】【来源】【炮制】【性状】【鉴别】【检查】【浸出物】【含量测定】【性味】【功能与主治】【用法与用量】【处方应付】【注意】【贮藏】**和**【附注】**。

【品名】采用《中国药典》、《中华人民共和国卫生部药品标准·藏药分册》、《藏药标准》(第一版)及《甘肃省中药材标准》等现行有效版本的法定名称。

【汉语拼音名】为品名的汉语拼音，名称第一个字母大写。

【藏文名】为该药材的藏文名，用藏文表述。

【藏文音译名】为藏文名的汉语音译名。

【药材拉丁名】采用属名+种加词+药用部位，或属名+药用部位，矿物及其他来源药材采用习惯名称。

【处方用名】包括同一藏药不同炮制品的规范名称，本条与处方应付对应。藏医配方时应正确使用法定名称和规范名称，避免使用异名。

【来源】包括药材的原植(动)物的科名、植(动)物名、拉丁学名、药用部位，矿物药描述类、族、矿石名或岩石名以及主要成分；还包括采集和产地加工。

来源为养殖动物的，均应经动物检疫部门检疫合格。

【炮制】对加工炮制过程进行概述。

（1）炮制的火力以传统术语小火、中火和大火描述，未规定具体温度，使用时应适度掌握。“小火”指弱火力或缓慢火力；“中火”指中等火力；“大火”指旺盛猛烈的火力。

（2）炮制所用辅料及其用量在各品种项下均做具体规定。

（3）炮制用水必须是清洁卫生的饮用水。

（4）炮制用酒一般用青稞酒。

（5）炮制用牛奶一般用鲜牛奶。

【性状】指炮制品的性状特征。包括外观性状、质地、气味等。先描述生品，再描述炮制品，炮制品仅分述其主要区别点。有些描述为捣碎或碾成粉末后的特征。

【鉴别】包括显微鉴别、理化鉴别和光谱、色谱鉴别，酌情收录。显微鉴别包括组织结构观察或粉末特征观察。理化鉴别包括化学反应、荧光鉴别。化学反应主要测试某些成分的反应；荧光鉴别通常采用《中国药典》规定的紫外光灯，波长为365nm或254nm。光谱鉴别以粉末或测定某溶剂提取的吸收光谱特征。薄层色谱鉴别通常以已知对照品或对照药材作为对照进行鉴别。

同一藏药的不同炮制品种，鉴别方法相同时合并以本品描述，不同时列出具体的炮制品种。

【检查】对杂质、水分、总灰分、酸不溶性灰分等作出规定。杂质是指在加工、生产和贮藏过程中可能带入并需要控制的无机物质或非药用部位的检查。对已有科学指标控制的毒剧饮片，规定了毒性成分的限量。在对实验样品测定的基础上拟定限度。

同一藏药的不同炮制品，检查限度相同时以本品描述，不同时列出具体炮制品种与限度。

【浸出物】是指用水或不同浓度的有机溶剂，采取冷浸、热浸的方法测定水溶性、醇溶性和挥发性醚浸出物。在对实验样品测定的基础上拟定限度。

同一藏药的不同炮制品，浸出物限度相同时以本品描述，不同时列出具体炮制品种与限度。

【含量测定】测定某一种或多种指标性成分含量、有毒成分限量范围。参照《中国药典》或《甘肃省中药材标准》同属来源的品种方法或自拟并经过方法学验证的方法。在对实验样品测定的基础上或结合有关文献拟定限度。

同一藏药的不同炮制品，含量限度相同时以本品描述，不同时列出具体炮制品种与限度。

【性味】【功能与主治】根据《中国药典》、《中华人民共和国卫生部药品标准·藏药分册》、《藏药标准》（第一版）及《甘肃省中药材标准》等现行有效版本，结合有关文献用藏医术语描述，如“查彩”为热邪侵入血液引起的血热症。个别品种的部分功能与主治用现代医学术语描述。同时，有些品种根据藏医药专家的意见拟定或修订。对于部分炮制品与生品有区别的，则分别描述，并注明不同炮制品的功用差异。

【用法与用量】除另有规定外，用法一般为配方内服，用量系指成人一日的常用剂量，应用时应根据临床需要增减，凡有特殊规定的加以注明。

【处方应付】列入同一藏药各类炮制品的法定名称，部分品种尚列入临床常用的处方异名或相互代用名，仅用于指导藏医临床调配。

【注意】对用药禁忌及药物配伍禁忌加以规定。凡毒性藏药，注明毒性程度、服用事项等。“禁用”是指严禁使用；“忌服”是指一般不宜内服；“慎用”是指一般可用，但应谨慎使用。

【贮藏】系指不同品种和规格的藏药贮存与保管的基本要求。

【附注】介绍临床常见的混淆品种和在应用时的区别，或炮制注意事项。

本规范所用术语、计量单位、试验用试液及检验方法等均以《中国药典》的现行有效版本为依据。

四、本规范的制修订及解释权属甘肃省药品监督管理局。

品名目次

植物药

动物药

矿物药

标准正文

植物药

阿卡如　ཨ་ག་རུ།

Akaru　阿卡如

SYRINGA LIGNUM ET RADIX

【处方用名】阿卡如、藏沉香。

【来源】本品为木犀科植物紫丁香 *Syringa oblata* Lindl. 的干燥主干、枝干和根。秋、冬二季采收，除去杂质，阴干。

【炮制】取原药材，除去杂质，破碎成块，即得。

【性状】本品呈不规则的块状。断面淡棕黄色或黄白色，形成层明显，有细密的纹理。质硬。气芳香，味苦。

【鉴别】（1）本品粉末淡黄色至棕黄色。木纤维多角形。纤维成束或单个散在，有的纤维束周围细胞含方晶，形成晶纤维，有的纤维束内含棕色树脂。

（2）取本品粉末1g，加甲醇20ml，超声处理30分钟，滤过，滤液蒸干，残渣加甲醇1ml使溶解，作为供试品溶液。另取阿卡如对照药材1g，同法制成对照药材溶液。照薄层色谱法（中国药典通则0502）试验，吸取上述两种溶液各5μl，分别点于同一硅胶G薄层板上，以三氯甲烷-丙酮（10∶1）为展开剂，展开，取出，晾干，喷以5%香草醛浓硫酸溶液，在105℃加热至斑点显色清晰。供试品色谱中，在与对照药材色谱相应的位置上，显相同颜色的斑点。

【检查】水分　不得过10.0%（中国药典通则0832第四法）。

总灰分　不得过6.0%（中国药典通则2302）。

【性味】味苦、辛，化后味苦；性重、凉。

【功能与主治】清心热、命脉热。用于头痛，健忘，失眠，烦躁，妇科诸症。

【用法与用量】3～9g。或遵医嘱。

【处方应付】写阿卡如、藏沉香付阿卡如。

【贮藏】置干燥处。

矮紫堇　རི་སྐོག
Aizijin　日官
CORYDALIS HERBA

【处方用名】矮紫堇、日官。

【来源】本品为罂粟科植物矮紫堇 *Corydalis hendersonii* Hemsl.或扁柄黄堇 *Corydalis mucronifera* Maxim.的干燥全草。夏、秋二季采收，除去杂质，洗净，阴干。

【炮制】取原药材，除去杂质，切段，即得。

【性状】矮紫堇　本品呈不规则的段状。根表面棕红色、棕黄色或暗褐红色，上部有细密而略突起的环纹，下部有纵沟纹；切面橙红色，中心黄色。叶多皱缩破碎，暗绿色或黄绿色，完整者展开后呈二回或一回三出羽状分裂，茎部叶柄呈鞘状。花少见，黄色。蒴果长圆形，表面紫红或黄红色，有明显的纵纹。气微，味苦。

扁柄黄堇　根表面黄棕色至红棕色，有明显的纵纹及点状突起的侧根痕；切面外侧灰黄色，具散在小孔，内侧桔黄色，中心灰黄色，紧缩呈圆形。叶片完整者展开后呈三角形，羽状细裂。种子圆肾形，黑褐色，有光泽。气微，味极苦。

【鉴别】矮紫堇　本品粉末棕黄色。花粉粒少见，类球形，表面光滑，含颗粒状物质，具萌发沟3条。非腺毛少见，常断裂。淀粉粒众多，单粒类圆形或椭圆形，可见飞鸟状、点状脐点；复粒由2～5分粒组成。导管多为网纹和螺纹。草酸钙砂晶多见，亦可见少量方晶。

扁柄黄堇　粉末浅黄棕色。花粉粒类圆球形，表面近光滑，内含颗粒状物质，萌发沟3条。花瓣顶端薄壁细胞分化成不规则的绒毛状，常见花粉粒附着。单细胞非腺毛易见，基部微膨大，胞壁略厚，表面光滑。叶表皮细胞多角形，壁稍厚，常见大形环状、半环状、月牙形的毛疤痕，沿壁有晶体排列，副卫细胞多为5个。淀粉粒细小，单粒卵圆形，脐点易见，多为“一”字形，层纹不清。导管螺纹、网纹。草酸钙晶体众多，多为方晶、砂晶。

【性味】味苦，化后味苦；性凉。

【功能与主治】清热消炎。用于高山多血症，溃疡疼痛，脉管炎，肠炎。

【用法与用量】5～9g。或遵医嘱。

【处方应付】写矮紫堇、日官付矮紫堇。

【贮藏】置干燥处。

巴夏嘎 བ་ཤ་ཀ

Baxiaga 巴夏嘎

CORYDALIS RACEMOSAE HERBA

【处方用名】巴夏嘎、哇夏嘎。

【来源】本品为罂粟科植物小花黄堇*Corydalis racemosa*（Thunb.）Pers.的干燥地上部分。7～9月采收，除去杂质，晾干。

【炮制】取原药材，除去杂质，切段，即得。

【性状】本品呈不规则的段状。茎略呈圆柱形，外表面绿色或黄绿色，略带深紫色，具4～6棱；切面中空；质脆。叶多破碎，完整者展开后呈二回羽状全裂，上表面绿色，下表面灰绿色。花浅黄色。气弱，味淡。

【鉴别】本品粉末绿色。纤维众多，多断裂。导管以螺纹导管为主，可见梯纹导管、具缘纹孔导管。

【检查】水分 不得过10.0%（中国药典通则0832第二法）。

【性味】味苦，化后味苦；性凉。

【功能与主治】清热消肿，活血散瘀。用于胆热，时疫感冒，跌打损伤，疮疖肿毒。

【用法与用量】3～6g。或遵医嘱。

【处方应付】写巴夏嘎、哇夏嘎付巴夏嘎。

【贮藏】置干燥处。

白刀豆　　མཁལ་མ་ཞོ་ཤ
Baidaodou　　卡玛肖夏
PHASEOLUS SEMEN

【处方用名】白刀豆、卡玛肖夏、砂烫白刀豆。

【来源】本品为豆科植物棉豆 *Phaseolus lunatus* Billb.ex Beurl.的干燥成熟种子。果实成熟时采集，剥取种子，除去杂质，晒干。

【炮制】白刀豆　取原药材，除去杂质，即得。

砂烫白刀豆　取细砂，置锅内，用大火加热，炒至滑利状态，加入净白刀豆，炒至外皮松泡鼓起，具焦斑，有香气逸出，出锅，筛去细砂，放凉，即得。

【性状】白刀豆　本品呈扁卵形或扁肾形。表面白色，略有光泽，边缘具眉状黑色种脐。质硬而脆。气微香，味淡，嚼之有豆腥味。

砂烫白刀豆　外皮松泡鼓起，具焦斑。有焦香气。

【性味】味甘、微苦，化后味甘；性热、润、重。

【功能与主治】补肾。用于寒、热性肾病，肾功能减退。

【用法与用量】6～9g。或遵医嘱。

【处方应付】写白刀豆、卡玛肖夏付白刀豆；写砂烫白刀豆付砂烫白刀豆。

【贮藏】置干燥处。

白花龙胆 སྤང་རྒྱན་དཀར་པོ།

Baihualongdan 榜间嘎保

GENTIANAE ALGIDAE FLOS

【处方用名】白花龙胆、榜间嘎保。

【来源】本品为龙胆科植物高山龙胆 *Gentiana algida* Pall. 的干燥花。花期采收，除去杂质，阴干。

【炮制】取原药材，除去杂质，即得。

【性状】本品皱缩呈钟状。花柄黄绿色。花萼钟形，萼筒膜质，不开裂或一侧开裂，萼齿不整齐，披针形。花冠筒状钟形，黄白色或具淡蓝色斑点，裂片三角形，先端钝。雄蕊着生于冠筒中下部。气微，味涩、苦。

【性味】味苦，化后味苦；性凉。

【功能与主治】清热解毒，利咽润喉，止咳。用于疫热病，中毒热病，肺病，支气管炎，咽喉肿痛，痰多，咳嗽。

【用法与用量】3～5g。或遵医嘱。

【处方应付】写白花龙胆、榜间嘎保付白花龙胆。

【贮藏】置干燥处。

白芝麻　　ཏིལ་དཀར།
Baizhima　　滴嘎

SESAMI SEMEN

【处方用名】白芝麻、芝麻、滴嘎。

【来源】本品为胡麻科植物芝麻 *Sesamum indicum* L. 的干燥成熟种子。果实成熟时采集，打下种子，除去杂质，晒干。

【炮制】取原药材，除去杂质，即得。

【性状】本品呈扁卵圆形，一端钝圆，另端尖，长约3mm，宽约2mm。表面白色，平滑或具网状皱纹，可见细小疣状突起，尖端有棕色圆点状种脐。种皮薄，纸质，内有薄膜状胚乳。子叶2枚，白色，富油性。气微，味甘，具油香气。

【鉴别】取本品粉末1g，加石油醚（60～90℃）10ml，浸泡1小时。取上清液，置试管中，加含蔗糖0.1g的盐酸10ml，振摇半分钟，酸层显粉红色，静置后，渐变为红色（检查芝麻酚）。

【检查】水分　不得过9.0%（中国药典通则0832第四法）。

【性味】味甘，化后味甘；性热。

【功能与主治】升胃温，壮阳，润肠燥。用于隆病，胃寒，阳痿，失眠，脱发，须发早白，肠燥便秘。

【用法与用量】9～15g。或遵医嘱。

【处方应付】写白芝麻、芝麻、滴嘎付白芝麻。

【贮藏】置干燥处。

榜嘎　བོང་དཀར།

Bangga　榜嘎

ACONITI TANGUTICI HERBA

【处方用名】榜嘎、唐古特乌头、船盔乌头、船形乌头。

【来源】本品为毛茛科植物唐古特乌头*Aconitum tanguticum*（Maxim.）Stapf或船盔乌头*Aconitum naviculare*（Bruhl.）Stapf的干燥全草。夏末秋初采收，除去杂质，阴干。

【炮制】取原药材，除去杂质，切段，即得。

【性状】本品呈不规则的段状。块根细小，纺锤形或圆锥形，表面黄褐色至黑褐色，断面类白色。茎圆柱状，皱缩，表面灰绿色至暗绿色，切面中空。叶皱缩卷曲，完整者展开后呈肾圆形、椭圆形，掌状深裂，裂片2～3浅裂。气微，味苦。

【鉴别】本品粉末棕褐色。导管少见，以梯纹导管为主，可见螺纹导管。纤维常碎断，端壁尖，厚壁稍弯曲，有少数倾斜单纹孔。

【性味】味苦，化后味苦；性凉。

【功能与主治】清热解毒，生肌敛疮，燥湿。用于传染病引起的发热，肝胆热病，血症，胃热，疮疡，蛇蝎咬伤，黄水病。

【用法与用量】0.6～1.2g。或遵医嘱。

【处方应付】写榜嘎、唐古特乌头、船盔乌头、船形乌头付榜嘎。

【贮藏】置干燥处。

苞叶雪莲　གཟའ་བདུད་མགོ་དགུ
Baoyexuelian　煞杜果古

SAUSSUREAE OBVALLATAE HERBA

【处方用名】苞叶雪莲、煞杜果古。

【来源】本品为菊科植物苞叶雪莲 *Saussurea obvallata* （DC.）Sch.-Bip.的干燥地上部分。花期采收，除去杂质，晒干。

【炮制】取原药材，除去杂质，切段，即得。

【性状】本品呈不规则的段状。茎圆柱形，表面浅黄棕色或红棕色，基部黑褐色，具棱线，节上有黄棕色鞘状残叶半抱茎；切面具髓或中空。叶多皱缩破碎，叶缘具不规则圆形细锯齿，两面被细毛。头状花序6～10个密集成团或单个散在。管状花，花冠暗褐色。瘦果矩圆形，冠毛淡黄褐色。体轻，质脆。气微香，味淡。

【鉴别】本品粉末浅黄绿色。冠毛为多细胞组成的分枝状毛，壁稍厚。纤维大多成束，末端渐尖，壁较厚，具胞腔。花粉粒类圆形，外壁有疣状突起，萌发孔3个。气孔不定式。腺毛由20～30个细胞组成，腺柄细胞双列或单列成类方形或长方形，壁稍厚，腺头细胞稍短，壁薄，排列紧密成头状。非腺毛由5～10个细胞组成，基部有4～8个方形细胞，顶端一个细胞特长，毛状，胞腔狭。导管多为螺纹、梯纹或网纹。

【性味】味苦，化后味苦；性凉。

【功能与主治】清热解毒，舒筋活络，愈疮止痛。用于癫痫，中风，癫狂，神经症，疮疡，麻风等。

【用法与用量】2～3g。或遵医嘱。

【处方应付】写苞叶雪莲、煞杜果古付苞叶雪莲。

【贮藏】置干燥处。

扁刺蔷薇　སེ་བ།
Bianciqiangwei　色瓦

ROSAE SWEGINZOWAE CORTEX ET FRUCTUS

【处方用名】扁刺蔷薇、色瓦、扁刺蔷薇皮、扁刺蔷薇果。

【来源】本品为蔷薇科植物扁刺蔷薇*Rosa sweginzowii* Koehne的干燥茎皮或成熟果实。春、夏二季采收茎枝，剥取茎皮，除去杂质，晒干；果实成熟时采集成熟果实，除去杂质，晒干。

【炮制】扁刺蔷薇皮　取原药材，除去杂质，切段，即得。

扁刺蔷薇果　取原药材，除去杂质，即得。

【性状】扁刺蔷薇皮　本品呈不规则的段状。外表面灰黄色，具突起的黑腺点、短的锐刺及刺落后的疤痕，表皮多剥离或脱落，露出红棕色的木栓层；内表面灰白色，近光滑。切面平坦。质脆，易折断。气微，味微涩。

扁刺蔷薇果　呈长圆形或倒卵状长圆形。顶端宿存花柱基痕，呈叶状向果实两侧延伸。萼片与果皮部分贴生，外表面灰棕或红棕色，外被刺状刚毛。气微，味淡。

【性味】味甘，化后味甘；性凉。

【功能与主治】解毒，清热，敛黄水。用于中毒性发烧，肝热症，肾病，关节积液等。

【用法与用量】3～9g。或遵医嘱。

【处方应付】写扁刺蔷薇、色瓦、扁刺蔷薇皮付扁刺蔷薇皮；写扁刺蔷薇果付扁刺蔷薇果。

【贮藏】置干燥处。

波棱瓜子　གསེར་གྱི་མེ་ཏོག
Bolengguazi　色吉美多

HERPETOSPERMI SEMEN

【处方用名】波棱瓜子、色吉美多。

【来源】本品为葫芦科植物波棱瓜 *Herpetospermum pedunculosum* （Sex.）Baill. 的干燥成熟种子。果实成熟时采集成熟果实，晒干，取出种子，除去杂质。

【炮制】取原药材，除去杂质，即得。

【性状】本品略呈扁长方形，长1～1.5cm，宽4～7mm，厚2～3mm。表面棕褐色至黑褐色，粗糙不平，有新月状凹陷；一端有三角形突起，另端渐薄，略呈楔形，顶微凹；两侧稍平截，边缘凸起，中间有一条棱线。种皮硬，革质。种仁1粒，外为暗绿色菲薄的胚乳，内有乳白色子叶2片，富油性。气微，味苦。

【鉴别】（1）本品粉末灰绿色。种皮表皮细胞表面观类多角形或不规则形，细胞排列紧密，内含棕色物质。种皮下皮细胞2～4列，类球形或近圆筒形，棕色，壁厚，木化。种皮厚壁细胞较大，形状多样，壁波状弯曲，有的呈短分枝状，有的薄厚不均，木化，具网状裂缝。星状细胞淡黄色或几乎无色，细胞不规则，分枝似星状，连结成团，界限不甚分明，壁厚，木化。石细胞形状不规则，壁波状弯曲，层纹清晰，孔沟不明显。内胚乳细胞充满小糊粉粒。子叶细胞淡黄色，含脂肪油滴及糊粉粒。色素块散在，黄棕色或红棕色，大小不一。

（2）取本品粉末2g，加乙醇30ml，加稀盐酸酸化，加热回流30分钟，滤过，取滤液15ml，用5%氨溶液调至中性，蒸干，残渣加5%硫酸溶液10ml使溶解，滤过。各取滤液1ml，分别置5支试管中，分别加碘化汞钾试液、碘化铋钾试液、硅钨酸试液、苦味酸试液、鞣酸试液各1滴，分别产生白色、红棕色、灰白色、黄色、棕色沉淀。

【性味】味苦，化后味苦；性凉。

【功能与主治】泻肝火、胆热，解毒。用于赤巴病，肝病，胆病，消化不良。

【用法与用量】3～6g。或遵医嘱。

【处方应付】写波棱瓜子、色吉美多付波棱瓜子。

【贮藏】置干燥处。

臭蚤草　མིང་ཅན་ནག་པོ།

Chouzaocao　敏间那布

PULICARIAE INSIGNIS HERBA

【处方用名】臭蚤草、敏间那布。

【来源】本品为菊科植物臭蚤草 *Pulicaria insignis* Drumm. ex Dunn 的干燥全草。7～9月采收，除去杂质，干燥。

【炮制】取原药材，除去杂质，切段，即得。

【性状】本品呈不规则的段状。根状茎粗壮，密被灰白色绒毛；茎密被长粗毛。叶皱缩，基生叶倒披针形，下部渐狭成长柄；茎生叶长圆形，无柄。头状花序。气特异，味苦。

【鉴别】本品粉末黄褐色。叶表皮细胞表面观波状弯曲，气孔不定式，副卫细胞3～4个。根表皮细胞多木化，壁厚，近方形。非腺毛众多，1～12个细胞，尾尖，镰刀状弯曲。花粉粒类球形，具3个萌发孔，外壁有刺状突起。木纤维常成束。导管多为梯纹导管、螺纹导管。

【性味】味苦，化后味苦；性凉。

【功能与主治】防瘟解毒，消肿止痛。用于流行性疾病。

【用法与用量】9～12g。或遵医嘱。

【处方应付】写臭蚤草、敏间那布付臭蚤草。

【贮藏】置干燥处。

川西獐牙菜 བཟང་ཏིག

Chuanxizhangyacai 桑蒂

SWERTIAE MUSSOTII HERBA

【处方用名】川西獐牙菜、桑蒂。

【来源】本品为龙胆科植物川西獐牙菜 *Swertia mussotii* Franch.的干燥全草。秋季采收，除去杂质，晾干。

【炮制】取原药材，除去杂质，切段，即得。

【性状】本品呈不规则的段状。根表面淡黄色或土黄色，切面类白色。茎近四棱，粗细不等，有节，节上有对生的枝，淡绿色至淡黄色。叶片多脱落破碎，完整者展开后呈长矩圆形或披针形，先端钝尖，基部渐狭，全缘。花偶见，皱缩，淡黄色至淡蓝色。气清香，味苦。

【鉴别】（1）本品粉末黄绿色。色素块多见，绿色或黄绿色。木纤维甚多，成束散在，多已破碎，末端倾斜，纤维壁具斜纹孔。导管以梯纹导管为主，偶见螺纹和网纹导管。

（2）取本品粗粉2g，加75%乙醇20ml，加热回流30分钟，滤过，滤液浓缩至10ml。取滤液1滴，点于滤纸上，置紫外光灯（365nm）下观察，显淡橙黄色荧光；滴加1%乙酸镁甲酸溶液1滴，荧光明显加强，显亮金黄色。另取滤液1滴，点于滤纸上，烘干后，滴加1%三氯化铁乙醇溶液1滴，显浅墨绿色。

【性味】味甘、苦，化后味甘；性凉、糙。

【功能与主治】清肝利胆，退诸热。用于黄疸型肝炎，病毒性肝炎，血病。

【用法与用量】3～5g。或遵医嘱。

【处方应付】写川西獐牙菜、桑蒂付川西獐牙菜。

【贮藏】置干燥处。

垂头菊 མིང་ཅན་སེར་པོ། Chuitouju 芒间色保

CREMANTHODII FLOS

【处方用名】 垂头菊、芒间色保。

【来源】 本品为菊科植物条叶垂头菊 *Cremanthodium lineare* Maxim.的干燥花序。花期采收，除去杂质，阴干。

【炮制】 取原药材，除去杂质，即得。

【性状】 本品皱缩成团。冠毛白色，多数与总苞片近等长。总苞墨绿色，披针形，无毛。舌状花一层，黄色，皱缩，完整的舌片条状披针形，有平行直脉纹数条；管状花黑褐色，先端浅裂。雄蕊聚药，暗紫色；柱头黑褐色。瘦果矩圆形。体轻，质软。气芳香，味微甘。

【鉴别】（1）本品粉末黄棕色。花粉粒球形或近球形，具3孔沟，外壁表面具刺及疣状雕纹。冠毛碎片具刺。花粉囊内壁细胞壁薄，有特殊点状增厚的壁。腺毛鼓槌状，头部细胞1个，柄部为3～7细胞。花柱碎片表皮细胞长方形，内含众多草酸钙簇晶。

（2）取本品粉末2g，加乙醇20ml，加热回流20分钟，滤过。取滤液1ml，加入锌粉少许及盐酸数滴，置水浴上煮沸2分钟，显红色。

（3）取上述滤液1ml，加5%三氯化铁乙醇溶液，显绿色。

（4）取上述滤液适量，置蒸发皿中，蒸发至干，残渣加5%硫酸溶液3ml使溶解，滤过。取滤液1ml，加磷钼酸试液1～2滴，产生黄绿色沉淀。

（5）取上述滤液1ml，加碘化铋钾试液1～2滴，产生红棕色沉淀。

【性味】 味微苦，化后味苦；性凉。

【功能与主治】 清热，消肿止痛。用于风湿疼痛，感染性发烧，血热，痈疽，疔疮，热性炭疽。

【用法与用量】 9～12g。或遵医嘱。

【处方应付】 写垂头菊、芒间色保付垂头菊。

【贮藏】 置干燥处。

刺柏　　སྲུག་ཚེར།
Cibai　　秀材

JUNIPERI CACUMEN

【处方用名】 刺柏、秀材。

【来源】 本品为柏科植物刺柏 *Juniperus formosana* Hayata 的干燥带叶嫩枝。夏、秋二季采收，除去杂质，晾干。

【炮制】 取原药材，除去杂质，切段，即得。

【性状】 本品呈不规则的段状。细枝圆柱形或三棱形，多分枝，表面淡棕色或灰褐色，有小疙瘩状叶痕。叶三枚轮生，条状披针形或条状刺形，先端渐尖，具锐尖头，上面稍凹，中脉隆起，绿色，有的表面具白粉，两侧各有一条白色气孔带。球果近球形或宽卵圆形，绿色或淡红褐色。气香，味苦。

【检查】 **水分**　不得过13.0%（中国药典通则0832第四法）。

【性味】 味苦，化后味苦；性凉。

【功能与主治】 清热。用于肾热等。

【用法与用量】 3～9g。或遵医嘱。

【处方应付】 写刺柏、秀材付刺柏。

【贮藏】 置干燥处。

刺柏膏 ཤུག་ཚེར་ཁནྡ།

Cibaigao 秀材坎扎

JUNIPERI EXTRACT

【处方用名】 刺柏膏、秀材坎扎。

【来源】 本品为柏科植物刺柏*Juniperus formosana* Hayata的干燥带叶嫩枝的水煎膏。

【炮制】 取净刺柏段，加入8～10倍量的水，浸泡1小时，煎煮4小时，过滤，滤液备用；药渣再加入5～8倍量的水，煎煮两次，每次2小时，过滤，合并滤液，浓缩至相对密度为1.0～1.1的清膏，即得。

【性状】 本品呈膏状。黑褐色。具刺柏的特有香气。

【检查】 **微生物限度** 应符合流浸膏与浸膏剂项下有关的各项规定（中国药典通则0189）。

【性味】 味苦、涩，化后味苦；性凉。

【功能与主治】 清热，益肾，祛湿。用于楷彩，炭疽，膀胱病，风湿骨病，皮肤病等。

【用法与用量】 3～6g。或遵医嘱。

【处方应付】 写刺柏膏、秀材坎扎付刺柏膏。

【贮藏】 置干燥处。

丛菔　　སོ་ལོ་དཀར་པོ།

Congfu　　索罗嘎布

SOLMS-LAUBACHIAE RADIX ET RHIZOMA

【处方用名】丛菔、索罗嘎布。

【来源】本品为十字花科植物宽果丛菔 *Solms-Laubachia eurycarpa*（Maxim.）Bofsch. 的干燥根和根茎。秋季采收，除去杂质，晾干。

【炮制】取原药材，除去杂质，切段，即得。

【性状】本品呈不规则的段状。根茎密集环纹。根表面黄白色至灰褐色，粗糙，有明显的皱纹及纵沟，并有侧根痕及点状突起；切面皮部淡棕色至黄棕色，木部淡黄白色至浅黄棕色，周边与中心部呈灰白与黄相间的花纹。质松泡。气微，味微苦。

【鉴别】本品粉末灰黄色，置紫外光灯（365nm）下显灰白色荧光。纤维长梭形，壁螺纹增厚；或壁略厚，壁孔明显，胞腔较大。栓皮细胞表面观类长方形或菱形，壁厚。导管多为网纹及螺纹。木薄壁细胞类长方形或菱形，有的壁呈连珠状增厚。淀粉粒类圆形，单个散在。

【性味】味苦，化后味苦；性凉。

【功能与主治】清热解毒，止咳化痰，润肺。用于肺炎，气管炎，支气管炎，咽喉炎，感冒等。

【用法与用量】2～3g。或遵医嘱。

【处方应付】写丛菔、索罗嘎布付丛菔。

【贮藏】置干燥处。

打箭菊　ཨ་བྲག་གཟེར་འཛོམས།
Dajianju　阿夏塞尔郡

PYRETHRI TATSIENENSE FLOS

【处方用名】打箭菊、阿夏塞尔郡。

【来源】本品为菊科植物川西小黄菊*Pyrethrum tatsienense*（Bur.et Franch.）Ling的干燥花序。花蕾期或花初开时采收，除去杂质，晾干。

【炮制】取原药材，除去杂质，即得。

【性状】本品皱缩成团。总苞半球形，苞片多数，条状披针形，外层背面密被白色长柔毛。可见花序梗存留，具纵棱，密被白色丝光毛。舌状花1层，舌片多皱缩，上面橘黄色，背面橘红色；管状花深棕黄色，两性。体轻，质软。气香，味微苦。

【鉴别】（1）本品粉末棕黄色。花粉粒圆球形，棕黄色，具3个萌发孔，萌发沟明显，外壁边缘具刺。花粉囊内壁细胞椭圆形或长椭圆形，具点状、条状或螺旋状增厚的壁。非腺毛众多，弯曲，柄部细胞3～6个，扭转或不扭转，内含黄棕色物质。苞片下表皮细胞多角形，壁薄，气孔不定式，副卫细胞3～4个。腺毛腺头由2～8个细胞组成，柄部细胞2个，极短。

（2）取本品粉末2g，加2%碳酸钠溶液25ml，振摇，放置30分钟，滤过。滤液用稀盐酸酸化（pH4～6），加乙醚15ml萃取，分取乙醚液，蒸干，残渣加无水乙醇1ml使溶解，置试管中，加甲基红指示剂1滴，显红色。

【检查】水分　不得过13.0%（中国药典通则0832第二法）。

【性味】味苦，化后味苦；性凉。

【功能与主治】散瘀，止痛，敛黄水。用于黄水病，脑震荡，瘟疫病，太阳穴痛，跌打损伤，温热疮疡。

【用法与用量】3～9g。或遵医嘱。

【处方应付】写打箭菊、阿夏塞尔郡付打箭菊。

【贮藏】置干燥处。

大麦 སོ་བ།
Damai 索哇
HORDIMI FRUCTUS

【处方用名】大麦、索哇。

【来源】本品为禾本科植物大麦 *Hordeum vulgare* L.的干燥成熟果实。果实成熟时割取地上部分，晒干，打下果实，除去杂质。

【炮制】取原药材，除去杂质，即得。

【性状】本品呈梭形，两端狭尖。表面黄色。背面浑圆，为外稃包围，先端长芒已断裂。腹面为内稃包围，有一条纵沟。质硬。断面白色，粉性。无臭，味微甘。

【性味】味甘，化后味甘；性凉、轻。

【功能与主治】清热，祛风，健身，增力。用于培赤病，隐痛，羸弱，困倦。

【用法与用量】3～10g。或遵医嘱。

【处方应付】写大麦、索哇付大麦。

【贮藏】置干燥处。

大米　　འབྲས།
Dami　　哲

ORYZAE SEMEN

【处方用名】大米、哲、炒大米。

【来源】本品为禾本科植物稻 *Oryza sativa* L. 的干燥去壳种仁。颖果成熟时采收，晒干，脱下果实，除去杂质。

【炮制】大米　取原药材，除去杂质，即得。

炒大米　取净大米，用小火炒至表面黄色，放凉，即得。

【性状】大米　本品呈椭圆形，一端圆钝，另一端有胚脱落而稍歪斜。表面青白色，半透明，偶有垩白斑点，有细纵纹。质坚脆。断面粉性。气微，味甘。

炒大米　表面黄色。具焦香气。

【检查】杂质　不得过3%（中国药典通则2301）。

水分　不得过16.0%（中国药典通则0832第二法）。

总灰分　不得过3.0%（中国药典通则2302）。

【性味】味甘，化后味甘；性重、凉。

【功能与主治】滋补，荣色，轻身舒心，止泻，止吐。用于隆病，赤巴病，培根病，痢疾，泻下，羸弱，困倦等。

【用法与用量】9～30g。或遵医嘱。

【处方应付】写大米、哲付大米；写炒大米付炒大米。

【贮藏】置干燥处。

大蒜　　སྒོག་པ།
Dasuan　　果巴

ALLII SATIVI BULBUS

【处方用名】大蒜炭。

【来源】本品为百合科植物大蒜*Allium sativum* L.的鳞茎。叶枯时采挖，除去杂质，通风晾晒至外皮干燥。

【炮制】取净大蒜，干燥，闷煅成炭，放凉，即得。

【性状】本品呈类圆锥形或不规则形。表面黑色，有多数细孔。体轻，质脆，手捻成粉末并染指。气微，味微苦。

【性味】味辛、甘，化后味苦；性热。

【功能与主治】治隆，驱虫，止泻，干黄水。用于隆病，森病，顿病，麻风病，皮肤病，痞瘤，痔疮，尿闭症，培隆病，呃逆，感冒，呼吸不畅，消化不良，绞痛，各种腹泻等。

【用法与用量】5～7g。或遵医嘱。

【处方应付】写大蒜炭付大蒜炭。

【贮藏】置干燥处。

大托叶云实 འཇམ་འབྲས།

Datuoyeyunshi 甲木哲

CAESALPINIAE CRISTAE SEMEN

【处方用名】砂烫大托叶云实。

【来源】本品为豆科植物大托叶云实 *Caesalpinia crista* L.的干燥成熟种子。果实成熟时采集，取出种子，除去杂质，干燥。

【炮制】取细砂，置锅内，用大火炒至滑利状态，加入净大托叶云实，炒至表面颜色加深，具焦斑，出锅，筛去细砂，放凉，即得。

【性状】本品呈不规则的圆形，稍扁，有的一侧平截或有浅凹陷。表面有同心性环纹延及顶端，具焦斑。气微香，味苦。

【性味】味辛、涩、苦，化后味苦；性热。

【功能与主治】驱寒，温肾，温胃。用于肾寒，胃寒。

【用法与用量】1～3g。或遵医嘱。

【处方应付】写砂烫大托叶云实付砂烫大托叶云实。

【贮藏】置干燥处。

点地梅 སྣ་དིག་ནག་པོ།
Diandimei 嘎蒂那布

ANDROSACE FLOS

【处方用名】点地梅、嘎蒂那布。

【来源】本品为报春花科植物石莲叶点地梅*Androsace integra*（Maxim.）Hand. Mazz.的干燥花。花期采集，除去杂质，阴干。

【炮制】取原药材，除去杂质，即得。

【性状】本品多皱缩，细小，紫红色，长0.6～1cm。花梗细长，绿色带紫，被卷曲柔毛。花萼钟状，5裂至中部，裂片三角形或宽披针形，边缘膜质，具密硬毛。花冠高脚碟状，花冠管与萼近等长，分裂，长倒卵形或倒心形，顶端微波状或2浅裂。气微，味微涩。

【鉴别】本品粉末灰紫色。花冠表皮细胞中的腺毛红棕色或黄棕色，头部1～2个细胞，柄单细胞。非腺毛散在，大多碎断，具疣状突起，壁稍厚。花冠表皮上的非腺毛长带状，红棕色，多细胞，基部略膨大。花冠表皮细胞类长方形或类方形，壁稍厚，较平直，具非腺毛痕迹。萼片表皮细胞类方形或不规则形，细胞壁弯曲，连珠状增厚，气孔较多，副卫细胞4～5个。可见管道状分泌细胞，红棕色块状分泌物伴随导管纵行。花粉粒扁球形，外层壁厚，萌发孔3个，表面光滑。导管为螺纹或网纹。草酸钙晶体众多，类方形、菱形、不规则形。

【性味】味苦，化后味苦；性凉、糙。

【功能与主治】清热，干黄水，引泻腹水。用于炭疽，黄水病，心脏病水肿，热性水肿。

【用法与用量】6～9g。或遵医嘱。

【处方应付】写点地梅、嘎蒂那布付点地梅。

【贮藏】置干燥处。

多刺绿绒蒿　ཚེར་སྔོན། Duocilüronghao　刺尔恩

MECONOPSIS HORRIDULAE HERBA

【处方用名】 多刺绿绒蒿、刺尔恩。

【来源】 本品为罂粟科植物多刺绿绒蒿 *Meconopsis horridula* Hook.f.et Thoms. 的干燥全草。夏季采收，除去杂质，阴干。

【炮制】 取原药材，除去杂质，切段，即得。

【性状】 本品呈不规则的段状。根细圆柱形，表面棕褐色，切面黄白色。茎黄绿色至棕褐色，具纵棱，表面密被黄色硬刺毛，中空。叶片皱缩，绿色至绿褐色，两面有黄色硬刺毛，完整者展开后呈倒披针形或狭倒卵形，先端尖，基部渐狭或柄状。花序总状，花瓣淡蓝色至紫蓝色，常脱落。子房卵形，密生硬刺毛。蒴果偶见，卵形，密生黄色硬刺，花柱宿存。体轻。气微，味淡。

【鉴别】（1）本品茎横切面：表皮细胞1列，长方形、类圆形或不规则形，外被角质层，可见硬刺（或其残基），由多细胞组成，细胞梭形，木化，细胞壁厚。皮层细胞类圆形、椭圆形或不规则形，有的细胞皱缩。维管束外韧型，少数为周韧型，断续排列成环，大小相间。韧皮部窄，眉月形，导管排列略呈扇形。中心髓腔较大。

粉末褐绿色。硬刺碎片极多，可见刺的断节及刺尖，由多细胞组成，细胞梭形或披针形，壁较厚，木化，可见扁形壁孔。外果皮细胞类圆形或长方形，壁厚，非木化，细胞内含较多圆球形颗粒状的色素体，浅黄色。内果皮细胞不规则形，壁较厚，孔沟明显。导管多见，主为螺纹，网纹。髓薄壁细胞可见明显的壁孔。

【性味】 味苦，化后味苦；性凉。

【功能与主治】 接骨，清热，止痛。用于跌打损伤，骨折，胸背疼痛。

【用法与用量】 3～5g。或遵医嘱。

【处方应付】 写多刺绿绒蒿、刺尔恩付多刺绿绒蒿。

【贮藏】 置干燥处。

莪嘎　　ཨེ་སྒ།
E'ga　　莪嘎

CREMANTHODII HERBA

【处方用名】莪嘎。

【来源】本品为菊科植物车前状垂头菊 *Cremanthodium plantagineum* Maxim. 的干燥全草。夏、秋二季采收，除去杂质，晾干。

【炮制】取原药材，除去杂质，切段，即得。

【性状】本品呈不规则的段状。根圆柱形，棕黄色。茎扁圆柱形，表面具柔毛。叶多皱缩破碎，完整者展开后呈卵形、长圆形或椭圆形，先端急尖，边缘具小齿或缺刻状齿，基部楔形。残存花瓣皱缩，棕色或暗黄色。偶见瘦果。味苦。

【性味】味苦、辛，化后味苦；性凉。

【功能与主治】清热，止痛。用于胆热，瘟疫，头痛，培根病，伤口发炎。

【用法与用量】2～3g。或遵医嘱。

【处方应付】写莪嘎付莪嘎。

【贮藏】置干燥处。

飞廉 སྤྱང་ཚེར་ནག་པོ། Feilian 江才尔那布

CARDUI CRISPI HERBA

【处方用名】 飞廉、江才尔那布。

【来源】 本品为菊科植物飞廉 *Carduus crispus* L. 的干燥全草。幼苗期或花期采收，除去杂质，晒干。

【炮制】 取原药材，除去杂质，切段，即得。

【性状】 本品呈不规则的段状。根表面棕褐色至灰白色，具不规则的纵皱纹及须根脱落后的疤痕；切面灰白色，中心有时呈褐黄色至黑褐色，易见大小不一的不规则间隙。茎圆柱形，表面灰褐色或灰黄色，具纵棱，附有黄绿色的叶状翅，翅具针刺；切面白色，髓部常呈空洞状。叶皱缩破碎。气微，味苦。

【鉴别】（1）本品粉末浅灰色。非腺毛多碎断，由5～10余个细胞组成，顶端细胞极细长并呈扭曲状。叶上表皮细胞类多角形，垂周壁平直；上、下表皮均具气孔和毛茸。茎表皮细胞长方形、长多角形，垂周壁平直，细胞中有草酸钙晶体及较密的气孔，具毛茸。

（2）取本品粗粉1g，加乙醇5ml，温浸2小时，滤过，滤液蒸干，残渣加乙醇0.5ml使溶解，作为供试品溶液。另取绿原酸对照品、芦丁对照品，加乙醇分别制成每1ml含1mg的溶液，作为对照品溶液。照薄层色谱法（中国药典通则0502）试验，分别吸取上述三种溶液各5μl，分别点于同一硅胶G薄层板上，以正丁醇-冰醋酸-水（3∶1∶1）为展开剂，展开，取出，晾干，置紫外光灯（365nm）下检视。供试品色谱中，在与绿原酸对照品色谱相应的位置上，显相同的蓝色荧光斑点；再喷以5%三氯化铝乙醇溶液，在与芦丁对照品色谱相应的位置上，显相同的黄色荧光斑点。

【性味】 味甘、涩，化后味甘；性热。

【功能与主治】 催吐。用于消化不良，培根病，疮疖，痈疽等。

【用法与用量】 6～9g。或遵医嘱。

【处方应付】 写飞廉、江才尔那布付飞廉。

【贮藏】 置干燥处。

风毛菊　　ཚོ་སྒྲི་བཞུར།

Fengmaoju　　莪吉秀

SAUSSUREAE HERBA

【处方用名】风毛菊、莪吉秀。

【来源】本品为菊科植物长毛风毛菊 *Saussurea hieracioides* Hook.f.或美丽风毛菊 *Saussurea superba* Anthony的干燥地上部分。秋季采收，除去杂质，阴干。

【炮制】取原药材，除去杂质，切段，即得。

【性状】本品呈不规则的段状。茎表面灰绿色、棕红色至深棕色。叶绿色，皱缩，完整者展开后呈椭圆形或披针形，叶缘疏生刺状小齿和睫毛，先端急尖或叶两面疏被白色长柔毛。头状花序长矩圆形。总苞钟形，总苞片4裂或多裂，紫褐色或黑褐色，先端渐尖。筒状花紫色或黄棕色。瘦果矩圆形，长约3mm，有棱。气特异，味微苦。

【鉴别】（1）本品粉末黄绿色。腺鳞散在或位于表皮下陷处，淡黄色，4～6个细胞。非腺毛众多，大多细长，4～9个细胞，胞腔明显。叶表皮细胞不规则形，不定式气孔类圆形，副卫细胞4～5个。草酸钙方晶分布于叶肉细胞中。导管为具缘纹孔导管。

（2）取本品粉末2g，加水30ml，振摇，放置30分钟，滤过。取滤液1ml，置试管中，加镁粉少量及盐酸1ml，加热数分钟，显红棕色。

（3）取上述滤液1ml，置试管中，加茚三酮试液6滴，加热5分钟，显紫色。

（4）取本品粉末1g，加水25ml，煮沸5分钟，趁热滤过。取滤液，浓缩至1ml，置试管中，加5%α-萘酚溶液2～3滴，沿管壁加硫酸1ml，显紫红色环。

【性味】味苦、涩，化后味苦；性凉。

【功能与主治】渗湿利尿。用于水肿，腹水，膀胱炎，小便不利等。

【用法与用量】2～5g。或遵医嘱。

【处方应付】写风毛菊、莪吉秀付风毛菊。

【贮藏】置干燥处。

甘草膏　ཤིང་མངར་ཁནྡ།

Gancaogao　相安坎扎

LICORICE EXTRACT

【处方用名】甘草膏、相安坎扎。

【来源】本品为豆科植物甘草 *Glycyrrhiza uralensis* Fisch.、胀果甘草 *Glycyrrhiza inflata* Bat. 或光果甘草 *Glycyrrhiza glabra* L. 的干燥根和根茎的水煎膏。

【炮制】取净甘草段或片，加入8～10倍量的水，浸泡1小时，煎煮4小时，过滤，滤液备用；滤渣再加入5～8倍量的水煎煮2次，每次2小时，过滤，合并滤液，浓缩至相对密度为1.0～1.1的清膏，即得。

【性状】本品呈膏状。棕褐色至黑褐色。具微弱的特殊气味和持久的特殊甜味。

【检查】微生物限度　应符合流浸膏与浸膏剂项下有关的各项规定（中国药典通则0189）。

【性味】味甘，化后味甘；性平。

【功能与主治】止咳，化痰，利咽，解渴。用于洛彩等肺病，气管炎，支气管炎，声音嘶哑，各种脉病。

【用法与用量】2～10g。或遵医嘱。

【处方应付】写甘草膏、相安坎扎付甘草膏。

【贮藏】置干燥处。

甘青青兰 ཟི་ཡང་ཀུ
Ganqingqinglan 知杨故

DRACOCEPHALI TANGUTICI HERBA

【处方用名】甘青青兰、知杨故。

【来源】本品为唇形科植物甘青青兰*Dracocephalum tanguticum* Maxim.的干燥地上部分。幼苗期或花初开时采收，除去杂质，阴干。

【炮制】取原药材，除去杂质，切段，即得。

【性状】本品呈不规则的段状。茎方形，有纵沟，表面灰绿色或蓝紫色；切面有髓或中空。叶对生，多破碎，完整者展开后呈羽状深裂至全裂，裂片狭披针形，灰绿色。偶见轮伞花序，花冠紫色或黄绿色。气香，味辛、微苦。

【鉴别】本品粉末灰绿色，置紫外光灯（365nm）下显黄色荧光。叶表皮细胞垂周壁波状弯曲，周围角质线纹明显，密布不定式气孔。非腺毛锥形，由1至多个细胞组成，具角质线纹和疣状凸起。腺毛头部扁球形，1～3个细胞，具短柄，偶见多细胞长柄。花粉粒黄色，球形，表面有疣状突起，多数有6个孔沟，具三个萌发孔。可见网纹及环纹导管。

【性味】味甘、苦，化后味甘；性凉。

【功能与主治】清肝热，止血，愈疮，干黄水。用于肝、胃热，黄水病，血症，疮口不愈。幼苗用于腹水，浮肿。

【用法与用量】9～15g。或遵医嘱。

【处方应付】写甘青青兰、知杨故付甘青青兰。

【贮藏】置干燥处。

甘肃棘豆　　སད་དཀར།
Gansujidou　　塞嘎

OXYTROPIS KANSUENSIS HERBA

【处方用名】甘肃棘豆、塞嘎。

【来源】本品为豆科植物甘肃棘豆 *Oxytropis kansuensis* Bunge 的干燥全草。6～7月采收，除去杂质，晾干。

【炮制】取原药材，除去杂质，切段，即得。

【性状】本品呈不规则的段状。茎圆柱形，有细纵棱，被黑色短柔毛和白色糙毛。羽状复叶，小叶矩圆形，皱缩，被灰白色或黄色柔毛。总状花序。花萼管状，被黑白混生短柔毛；花冠蝶形，淡黄色。稀见幼小荚果。气微臭，味微苦、微涩。

【鉴别】本品茎横切面：表皮层1列细胞，类方形。皮层6～12列细胞。韧皮部狭窄，外侧具韧皮纤维，数个散在或成群。木质部导管均匀散在，与木纤维连续成环，具薄壁细胞。髓部较宽广。

粉末棕褐色。非腺毛众多，由单细胞组成，顶端尖锐。纤维多见，多呈长梭形。可见梯纹导管、螺纹导管。草酸钙方晶多见。花粉粒偶见，椭圆形，萌发孔3个。

【检查】水分　不得过10.0%（中国药典通则0832第二法）

总灰分　不得过8.0%（中国药典通则2302）。

【性味】味甘、微涩，化后味甘；性热。

【功能与主治】利水消肿，清热。用于培根引起的水肿，脾热，洛彩等。

【用法与用量】6～15g。或遵医嘱。

【处方应付】写甘肃棘豆、塞嘎付甘肃棘豆。

【贮藏】置干燥处。

高原毛茛 ཅེ་ཚ། Gaoyuanmaogen 杰察

RANUNCULI FLOS

【处方用名】高原毛茛、杰察。

【来源】本品为毛茛科植物高原毛茛 *Ranunculus brotherusii* Freyn var. *tanguticus* （Maxim.）Tamura 的干燥花。花期采集，除去杂质，晒干。

【炮制】取原药材，除去杂质，即得。

【性状】本品皱缩成团。展开后可见萼片5，黄绿色，船形，被柔毛。花瓣5，浅黄色，微被毛，倒卵形。雄蕊，心皮多数。质脆易碎。气微香，味微苦。

【鉴别】本品粉末浅黄色。花被片上表皮细胞类长方形或不规则长条形，壁平直；下表皮细胞壁深波状弯曲；气孔不定式，副卫细胞3～6个。花粉粒类球形，外壁两层，具3～4孔沟，表面具点状疣突。螺纹或环纹导管。单细胞非腺毛众多，微弯或平直，长短不一，常碎断，壁厚，隐见角质纹理，胞腔内含橙红色或浅黄色物质，纹孔明显。毛基痕似石细胞样。草酸钙方晶众多，少见小砂晶。

【性味】味辛，化后味苦；性热。有小毒。

【功能与主治】升胃温，愈疮，引黄水。用于溃烂喉症，腹水，黄水病，头昏胀，寒性肿瘤。

【用法与用量】1～3g。或遵医嘱。

【处方应付】写高原毛茛、杰察付高原毛茛。

【贮藏】置干燥处。

高原唐松草 སྒུགས་ཀྱུ།

Gaoyuantangsongcao 俄甲九

THALICTRI CULTRATI RADIX ET RHIZOMA

【处方用名】高原唐松草、俄甲九。

【来源】本品为毛茛科植物高原唐松草 *Thalictrum cultratum* Wall. 的干燥根及根茎。夏、秋二季采挖，除去杂质，洗净，阴干或晒干。

【炮制】取原药材，除去杂质，切段，即得。

【性状】本品呈不规则的段状。根茎连接成结节状，上端有茎痕，下端有须根。须根表面淡棕色至棕色。体轻，质脆易断。气微，味苦。

【鉴别】（1）本品粉末浅黄褐色。石细胞淡黄色，成群或散在，单个石细胞长梭形、不规则形，有的末端呈分枝状，壁极厚，少数可见层纹，胞腔狭小或不明显。纤维淡黄色，成束或散在，末端钝或稍尖，有的相互呈嵌入状，胞腔稍厚，可见纹孔。导管以具缘纹孔、网纹导管多见，少见螺纹导管。木栓细胞黄棕色，表面观长多角形或类多角形。

（2）取本品粉末0.3g，加甲醇10ml，超声处理30分钟，滤过，滤液蒸干，残渣加甲醇1ml使溶解，作为供试品溶液。另取盐酸小檗碱对照品，加甲醇制成每1ml含0.2mg的溶液，作为对照品溶液。照薄层色谱法（中国药典通则0502）试验，吸取上述两种溶液各5μl，分别点于同一硅胶G薄层板上，以甲苯-乙酸乙酯-甲醇-异丙醇-浓氨试液（6.5∶2.5∶2∶1.5∶0.5）为展开剂，置用浓氨试液饱和的展开缸内预饱和30分钟，展开，取出，晾干，置紫外光灯（365nm）下检视。供试品色谱中，在与对照品色谱相应的位置上，显相同颜色的荧光斑点。

【检查】水分 不得过15.0%（中国药典通则0832第二法）。

总灰分 不得过9.0%（中国药典通则2302）。

【性味】味苦，化后味苦；性凉。

【功能与主治】清疫热，分清浊。用于痢疾，炭疽，年仁病，森病。

【用法与用量】3～6g。或遵医嘱。

【处方应付】写高原唐松草、俄甲九付高原唐松草。

【贮藏】置干燥处。

广枣 སྙིང་ཞོ་ཤ

Guangzao 娘肖夏

CHOEROSPONDIATIS FRUCTUS

【处方用名】广枣、广酸枣、娘肖夏。

【来源】本品为漆树科植物南酸枣*Choerospondias axillaris*（Roxb.）Burtt et Hill的干燥成熟果实。果实成熟时采集，除去杂质，干燥。

【炮制】取原药材，除去杂质，即得。

【性状】本品呈椭圆形或近卵形，长2～3cm，直径1.4～2cm。表面黑褐色或棕褐色，稍有光泽，具不规则的皱褶，基部有果梗痕。果肉薄，棕褐色。质硬而脆。核近卵形，黄棕色，顶端有5个（偶有4个或6个）明显的小孔，每孔内各含种子1枚。气微，味酸。

【鉴别】（1）本品粉末棕色。内果皮石细胞类圆形、椭圆形、梭形、长方形或不规则形，有的延长呈纤维状或有分枝，壁厚，孔沟明显，胞腔内含淡黄棕色或黄褐色物。内果皮纤维木化，多上下层纵横交错排列，壁厚或稍厚，有的胞腔内含黄棕色物。外果皮细胞表面观类多角形，胞腔内含棕色物；断面观类长方形，径向延长，外壁及径向壁角质化增厚。中果皮薄壁细胞含草酸钙簇晶和少数方晶。

（2）取本品粉末2g，加70%乙醇20ml，加热回流15分钟，滤过，滤液蒸干，残渣加乙酸乙酯10ml使溶解，滤过。取滤液1ml，置蒸发皿中，蒸干，加硼酸饱和的丙酮溶液与10%枸橼酸丙酮溶液各1ml，显黄绿色；继续蒸干，置紫外光灯（365nm）下观察，显黄绿色荧光。另取滤液1ml，置试管中，蒸干，加甲醇1ml使溶解，加三氯化铝试液3～4滴，溶液黄色略加深，点于滤纸上，置紫外光灯（365nm）下观察，显黄绿色荧光。

（3）取本品粉末5g，加70%乙醇30ml，加热回流30分钟，滤过，滤液浓缩至约2ml，加水5ml，摇匀，用乙醚振摇提取2次，每次15ml，合并乙醚液，蒸干，残渣加乙酸乙酯1ml使溶解，作为供试品溶液。另取没食子酸对照品，加无水乙醇制成每1ml含1mg的溶液，作为对照品溶液。照薄层色谱法（中国药典通则0502）试验，吸取供试品溶液10μl、对照品溶液5μl，分别点于同一硅胶G薄层板上，以三氯甲烷-丙酮-甲酸（7:2:1）为展开剂，展开，取出，晾干，置氨蒸气中熏至斑点显色清晰。供试品色谱中，在与对照品色谱相应的位置上，显相同颜色的斑点。

【检查】水分 取本品去核粉末测定，不得过13.0%（中国药典通则0832第二法）。

总灰分 取本品去核粉末测定，不得过6.5%（中国药典通则2302）。

【浸出物】取本品去核粉末，照醇溶性浸出物测定法（中国药典通则2201）项下的热浸法测定，用稀乙醇作溶剂，不得少于28.0%。

【含量测定】照高效液相色谱法（中国药典通则0512）测定。

色谱条件与系统适用性试验　以十八烷基硅烷键合硅胶为填充剂；以甲醇-水-冰醋酸（1∶99∶0.3）为流动相；检测波长为270nm；柱温30℃。理论板数按没食子酸峰计算应不低于3000。

对照品溶液的制备　取没食子酸对照品适量，精密称定，加甲醇制成每1ml含60μg的溶液，即得。

供试品溶液的制备　取本品去核粉末（过二号筛）约1g，精密称定，置具塞锥形瓶中，精密加入70%甲醇20ml，称定重量，加热回流1小时，放冷，再称定重量，用70%甲醇补足减失的重量，摇匀，滤过，取续滤液，即得。

测定法　分别精密吸取对照品溶液与供试品溶液各10μl，注入液相色谱仪，测定，即得。

本品去核后按干燥品计算，含没食子酸（$C_7H_6O_5$）不得少于0.060%。

【性味】味甘、酸，化后味甘；性平。

【功能与主治】清热，养心，安神。用于心热病，心脏病，心悸气短，心神不安。

【用法与用量】1.5～2.5g。或遵医嘱。

【处方应付】写广枣、广酸枣、娘肖夏付广枣。

【贮藏】置干燥处。

诃子 ཨ་རུ་ར།
Hezi 阿如拉

CHEBULAE FRUCTUS

【处方用名】煨诃子、煨诃子肉。

【来源】本品为使君子科植物诃子 *Terminalia chebula* Retz. 或绒毛诃子 *Terminalia chebula* Retz. var. *tomentella* Kurt. 的干燥成熟果实。果实成熟时采集，除去杂质，晒干。

【炮制】煨诃子　用小火将麦麸炒至冒烟，加入净诃子，煨至麦麸焦黄色，诃子表面黄褐色至棕褐色，具焦斑时，筛去麦麸，放凉，即得。

煨诃子肉　用小火将麦麸炒至冒烟，加入净诃子肉，煨至麦麸焦黄色，诃子肉表面黄褐色至棕褐色，具焦斑时，筛去麦麸，放凉，即得。

【性状】煨诃子　本品呈长圆形或卵圆形。表面黄褐色或棕褐色，具焦斑，有5～6条纵棱线和不规则的皱纹，基部有圆形果梗痕。质坚实。具焦香气，味微酸、涩后甜。

煨诃子肉　呈全裂或半裂的扁长梭形、扁长圆形、横断裂开的锥形或不规则块状。表面黄褐色或棕褐色，具焦斑。质坚脆。具焦香气，味微酸、涩后甜。

【检查】水分　不得过13.0%（中国药典通则0832第二法）。

【性味】味涩，化后味苦；性平。

【功能与主治】滋补养身，升胃火，助消化，舒心，明目。用于隆、赤巴、培根诱发的诸病。

【用法与用量】3～10g。或遵医嘱。

【处方应付】写煨诃子付煨诃子；写煨诃子肉付煨诃子肉。

【贮藏】置干燥处。

黑种草子 ཟེ་ར་ནག་པོ།

Heizhongcaozi 斯拉那保

NIGELLAE SEMEN

【处方用名】 黑种草子、斯拉那保。

【来源】 本品为毛茛科植物腺毛黑种草 *Nigella glandulifera* Freyn et Sint. 的干燥成熟种子。果实成熟时采割植株，晒干，打下种子，除去杂质，晒干。

【炮制】 取原药材，除去杂质，即得。

【性状】 本品呈三棱状卵形，长2.5～3mm，宽约1.5mm。表面黑色，粗糙，顶端较狭而尖，下端稍钝，有不规则的突起。质坚硬。断面灰白色，有油性。气微香，味辛。

【鉴别】（1）本品横切面：种皮表皮细胞1列，大小不一，类长方形或不规则长圆形，多切向延长，外壁大多向外突起呈乳突状或延伸似非腺毛状，壁稍厚，暗棕色，角质层较薄，隐约可见细密颗粒状纹理。种皮薄壁细胞3～4列，长方形或不规则形，略切向延长。内表皮细胞1列，扁平形，棕色。外胚乳为1列长方形细胞，径向延长，有时呈颓废状。内胚乳细胞多角形，充满油滴和糊粉粒。子叶细胞多角形或类圆形，最外一层略径向延长，充满糊粉粒和脂肪油滴。

粉末灰黑色。种皮表皮细胞暗棕色，表面观类多角形，大小不一，外壁拱起或呈乳突状。种皮内表皮细胞棕色，表面观长方形、类方形或类多角形，垂周壁连珠状增厚，平周壁有细密网状纹理。胚乳细胞多角形，内含油滴和糊粉粒。

（2）照薄层色谱法（中国药典通则0502）试验，吸取〔含量测定〕项下的供试品溶液2～5μl、对照品溶液5μl，分别点于同一硅胶G薄层板上，以环己烷-乙酸乙酯-冰醋酸（6∶4∶0.25）为展开剂，展开，取出，晾干，喷以10%硫酸乙醇溶液，在105℃加热至斑点显色清晰，分别置日光和紫外光灯（365nm）下检视。供试品色谱中，在与对照品色谱相应的位置上，显相同颜色的斑点或荧光斑点。

【检查】杂质 不得过5%（中国药典通则2301）。

水分 不得过10.0%（中国药典通则0832第四法）。

总灰分 不得过8.0%（中国药典通则2302）。

【浸出物】 照醇溶性浸出物测定法（中国药典通则2201）项下的热浸法测定，用乙醇作溶剂，不得少于25.0%。

【含量测定】 照高效液相色谱法（中国药典通则0512）测定。

色谱条件与系统适用性试验 以十八烷基硅烷键合硅胶为填充剂；以甲醇-水-冰醋酸-三乙胺（87∶13∶0.04∶0.02）为流动相；检测波长为210nm。理论板数按常春藤皂苷元峰计算应不低于3000。

对照品溶液的制备 取常春藤皂苷元对照品适量，精密称定，加甲醇制成每1ml含0.6mg的溶液，即得。

供试品溶液的制备 取本品粉末（过三号筛）约1g，精密称定，置索氏提取器中，加石油醚（60～90°C）适量，加热回流提取2小时，弃去石油醚液，药渣挥干，加甲醇适量，继续加热回流提取4小时，回收溶剂至干，残渣加正丁醇饱和的水15ml使溶解，加水饱和的正丁醇振摇提取3次，每次20ml，合并正丁醇液，回收溶剂至干，残渣加甲醇20ml、盐酸2ml，加热回流4小时，放冷，加水10ml，摇匀，用三氯甲烷振摇提取3次，每次20ml，合并三氯甲烷液，回收溶剂至干，残渣加甲醇溶解，转移至10ml量瓶中，加甲醇至刻度，摇匀，滤过，取续滤液，即得。

测定法 分别精密吸取对照品溶液与供试品溶液各10μl，注入液相色谱仪，测定，即得。

本品按干燥品计算，含常春藤皂苷元（$C_{30}H_{48}O_4$）不得少于0.50%。

【性味】味甘、辛，化后味甘；性热。

【功能与主治】祛肝寒，除胃湿。用于肝寒症，肝肿大，胃病，隆病等。

【用法与用量】2～6g。或遵医嘱。

【处方应付】写黑种草子、斯拉那保付黑种草子。

【注意】孕妇及热性病患者禁用。

【贮藏】置干燥处。

洪连 ཧོང་ལེན།

Honglian 洪连

LAGOTIDIS HERBA

【处方用名】洪连。

【来源】本品为玄参科植物短筒兔耳草*Lagotis brevituba* Maxim.的干燥全草。花开时采收，除去杂质，洗净，阴干。

【炮制】取原药材，除去杂质，切段，即得。

【性状】本品呈不规则的段状。根圆柱形，表面浅黄褐色或灰褐色，有纵皱纹。根茎圆柱形，节间紧密，表面灰褐色或浅紫褐色；切面棕褐色或灰黄色，有3～4个白色的点状维管束，排列成环。叶片多卷曲破碎，完整者展开后呈圆形或卵圆形，先端钝圆，边缘具圆齿，基部宽楔形。穗状花序顶生。果长圆形，黑褐色。气微，味微苦。

【鉴别】（1）本品粉末红棕色。淀粉粒众多，单粒类圆形，偶见盔帽形，脐点点状；复粒由2～3（6）分粒组成。薄壁细胞圆形或类圆形，内含浅棕色类圆形核状物。叶下表皮细胞垂周壁稍弯曲，气孔不定式和不等式。导管多为网纹导管和螺纹导管。

（2）取本品粉末0.5g，加甲醇10ml，超声处理15分钟，滤过，滤液作为供试品溶液。另取松果菊苷对照品、毛蕊花糖苷对照品，加甲醇分别制成每1ml含1mg的溶液，作为对照品溶液。照薄层色谱法（中国药典通则0502）试验，吸取上述三种溶液各2μl，分别点于同一聚酰胺薄层板上，以甲醇-醋酸-水（2:1:7）为展开剂，展开，取出，晾干，置紫外光灯（365nm）下检视。供试品色谱中，在与对照品色谱相应的位置上，显相同颜色的荧光斑点。

【检查】水分 不得过8.0%（中国药典通则0832第二法）。

总灰分 不得过15.0%（中国药典通则2302）。

酸不溶性灰分 不得过10.0%（中国药典通则2302）。

【浸出物】照醇溶性浸出物测定法（中国药典通则2201）项下的冷浸法测定，用乙醇作溶剂，不得少于8.0%。

【含量测定】照高效液相色谱法（中国药典通则0512）测定。

色谱条件与系统适用性试验 以十八烷基硅烷键合硅胶为填充剂；以乙腈-甲醇-1%醋酸溶液（10:15:75）为流动相；检测波长为334nm。理论板数按松果菊苷峰计算应不低于4000。

对照品溶液的制备 取松果菊苷对照品适量，精密称定，置棕色量瓶中，加流动相制成每1ml含0.25mg的溶液，即得。

供试品溶液的制备 取本品粉末（过四号筛）约0.5g，精密称定，置50ml棕色量瓶中，精密加入流动相25ml，称定重量，浸泡30分钟，超声处理（功率230W，频率35kHz）15分钟，放冷，再称定重量，用流动相补足减失的重量，摇匀，滤过，取续滤液，置棕色瓶中，即得。

测定法 分别精密吸取对照品溶液与供试品溶液各10～20μl，注入液相色谱仪，测定，即得。

本品按干燥品计算，含松果菊苷（$C_{35}H_{46}O_{20}$）不得少于0.80%。

【性味】味苦、甘，化后味苦；性凉。

【功能与主治】清热，解毒，利湿，平肝，行血，调经。用于发热烦渴，肺热咳嗽，头痛眩晕，湿热黄疸，月经不调，药食中毒。

【用法与用量】1～6g。或遵医嘱。

【处方应付】写洪连付洪连。

【贮藏】置干燥处。

葫芦　　ཀ་བེད།
Hulu　　嘎贝

LAGENARIAE SICERARIAE FRUCTUS

【处方用名】 葫芦、嘎贝。

【来源】 本品为葫芦科植物葫芦 *Lagenaria siceraria* （Molina） Standl. 的干燥成熟果实。果实成熟时采集，晒干。

【炮制】 取原药材，除去杂质，破碎，即得。

【性状】 本品呈不规则的碎块状。果皮外表面黄棕色，较光滑；内表面黄白色或灰黄色，松软；体轻，质硬；断面黄白色。种子扁长方形或卵圆形，表面浅棕色或淡白色，较光滑，并有两面对称的四条深色花纹，花纹上密被淡黄色绒毛，一端平截或心形凹入，一端渐尖或钝尖。子叶2，乳白色，富油性。气微，果皮味淡，种子味微甜。

【鉴别】 本品粉末淡黄棕色。木化薄壁细胞成片，完整者类多角形、长方形或不规则形。果皮石细胞黄色，多成群，长椭圆形或不规则形。可见螺纹导管。种皮表皮细胞类多角形或不规则形，壁薄，垂周壁平直或弯曲，外被角质层。种皮厚壁细胞多成片，细胞较大，壁较厚，黄棕色，多角形或不规则形，木化，纹孔圆形或长圆形，孔沟明显。种皮石细胞淡黄色，较小，壁甚厚，长方形或类圆形，有的少数分枝，壁波状弯曲。星状细胞碎片较多，不规则形，分枝成星状，界限不甚明显，具数个分枝或突起，壁弯曲，木化，胞腔不规则。种皮下皮细胞类长方形，扁平，垂周壁稍厚。子叶细胞充满糊粉粒，含脂肪油滴和脂类物质。内胚乳细胞类多角形，充满油滴和糊粉粒。假种皮碎片细胞类长方形，排列成镶嵌状，壁薄，微弯或平直。纤毛众多，长短不一，平直或稍波状弯曲。

【性味】 味酸、涩，化后味酸；性热。

【功能与主治】 止泻，引吐。用于热痢，肺病，皮疹。

【用法与用量】 6～9g。或遵医嘱。

【处方应付】 写葫芦、嘎贝付葫芦。

【贮藏】 置干燥处。

花苜蓿 འབུ་སུ་ཧང་།

Huamuxu 布苏杭

TRIGONELLAE HERBA

【处方用名】花苜蓿、布苏杭。

【来源】本品为豆科植物花苜蓿 *Trigonella ruthenica* L.的干燥全草。6～7月采收，除去杂质，晒干。

【炮制】取原药材，除去杂质，切段，即得。

【性状】本品呈不规则的段状。根表面淡黄色至褐色。茎近四棱，疏被白毛；质脆，易折断。叶多皱缩，绿色，完整者展开后呈倒卵形或宽椭圆形，先端微凹，上部边缘具不规则疏锯齿。花蝶形，淡黄色，具紫色条纹。荚果椭圆形，表面有横纹，顶端具短尖。种子黄褐色。气微香，味苦。

【性味】味苦，化后味苦；性凉。

【功能与主治】清热解毒，益肾愈疮。用于疮疡，痘疹，肺热咳嗽，楷彩。

【用法与用量】3～10g。或遵医嘱。

【处方应付】写花苜蓿、布苏杭付花苜蓿。

【贮藏】置干燥处。

黄葵子 སོ་མ་ར་ཛ།
Huangkuizi 索玛拉杂

ABELMOSCHI SEMEN

【处方用名】黄葵子、索玛拉杂、砂烫黄葵子。

【来源】本品为锦葵科植物黄蜀葵*Abelmoschus manihot*（L.）Medic或麝香黄葵*Abelmoschus moschatus*（L.）Medic的干燥成熟种子。果实成熟时采集，取出种子，除去杂质，晒干。

【炮制】黄葵子　取原药材，除去杂质，即得。

砂烫黄葵子　取细砂，置锅内，用大火炒至滑利状态，加入净黄葵子，炒至表面棕褐色至黑褐色，出锅，筛去细砂，放凉，即得。

【性状】黄蜀葵　本品呈肾形而稍扁。表面具腺状脉纹，褐色或黑褐色，边缘凹处一侧较薄，具圆形种脐。质坚硬，不易破碎。子叶2，淡黄色。气微，味苦。

麝香黄葵　具麝香气味。

砂烫黄蜀葵　表面棕褐色至黑褐色。具焦香气。

砂烫麝香黄葵　具麝香气味及焦香气。

【性味】味甘，化后味甘；性凉。

【功能与主治】干黄水，灭森。用于皮肤病，黄水病，麻风病，森病等。

【用法与用量】2～3g。或遵医嘱。

【处方应付】写黄葵子、索玛拉杂付黄葵子；写砂烫黄葵子付砂烫黄葵子。

【贮藏】置干燥处。

黄帚橐吾 རི་ཤོ། Huangzhoutuowu 日肖

LIGULARIAE VIRGAUREAE HERBA

【处方用名】黄帚橐吾、日肖。

【来源】本品为菊科植物黄帚橐吾 *Ligularia virgaurea* (Maxim.) Mattf.的干燥全草。6～7月采收，除去杂质，洗净，晒干。

【炮制】取原药材，除去杂质，切段，即得。

【性状】本品呈不规则的段状。根黑褐色。根茎部密被褐色纤维状枯存叶柄。茎中空，具纵皱沟，光滑或被白色蛛丝状毛。叶片多破碎，完整者展开后呈长圆状披针形，茎下部叶下延成翅柄，上部叶小无柄，抱茎。花舌状与管状，黄色；冠毛白色，粗毛状。瘦果长圆形。气异，味微苦、微凉。

【鉴别】本品粉末黄绿色。叶表皮细胞表面观不规则形或类长方形，壁连珠状增厚，气孔长圆形，副卫细胞4～6个，不定式或不等式。油室碎片无色，分泌细胞类圆多角形，多破碎。茎表皮细胞长条形，隐见角质纹理。苞片上表皮细胞长方形，下表皮细胞多角形，胞壁念珠状增厚，可见密集的气孔。花冠表皮细胞长条形，其内充满黄色块状物。花粉粒淡黄色，类球形，表面具刺状雕纹，萌发孔3个。冠毛为多列单细胞分刺毛，胞壁略厚。纤维多碎断，成束散在。可见螺纹、网纹或孔纹导管。

【性味】味甘、苦，化后味甘；性凉。

【功能与主治】清宿热，解毒愈疮，干黄水，催吐。用于消化不良，培赤病，胃隆病，陈旧疫疠，黄水病，疮疡，中毒症。

【用法与用量】6～9g。或遵医嘱。

【处方应付】写黄帚橐吾、日肖付黄帚橐吾。

【贮藏】置干燥处。

棘豆 སྔོ་སྙག་ཤ
Jidou 莪达夏
OXYTROPIS HERBA

【处方用名】棘豆、莪达夏。

【来源】本品为豆科植物镰形棘豆 *Oxytropis falcate* Bunge 或轮叶棘豆 *Oxytropis chiliophylla* Royle 的干燥全草。夏末秋初采收，洗净，除去杂质，晒干。

【炮制】取原药材，除去杂质，切段，即得。

【性状】本品呈不规则的段状。根表面黄褐色。托叶密被白柔毛。羽状复叶多脱落破碎，小叶展开后呈线状披针形，两面密被白色长柔毛和腺体。花序梗被白色棉毛，花冠淡蓝色至蓝紫色。稀见幼嫩荚果，密被白色棉毛和疣状腺点。气异，味微苦。

【鉴别】（1）本品粉末灰白色。非腺毛众多，双细胞，顶端锐尖，基部细胞短，壁较薄。导管以梯纹为主。纤维少见，常碎断，顶端尖，壁厚有少数单纹孔。

（2）取本品粗粉2g，加乙醇20ml，加热回流2小时，放冷，滤过。取滤液2ml，加盐酸6滴，另加少量镁粉，加热数分钟，溶液显鲜红色。另取滤液1滴，点于滤纸上，晾干，喷以5%三氯化铝溶液，干后置紫外光灯（365nm）下观察，显蓝绿色荧光斑点，放置约15分钟后，日光下显黄色。

【性味】味苦，化后味苦；性凉。有毒。

【功能与主治】清热解毒，生肌愈疮，涩脉止血，通便。用于疫疠，中毒病，黄水病，便秘，炭疽；外治疮疖肿痛。

【用法与用量】0.3～0.5g。或遵医嘱。外用适量，研末调敷。

【处方应付】写棘豆、莪达夏付棘豆。

【贮藏】置通风干燥处。

蒺藜　གཟེ་མ།

Jili　赛玛

TRIBULI FRUCTUS

【处方用名】砂烫蒺藜。

【来源】本品为蒺藜科植物蒺藜 *Tribulus terrestris* L.的干燥成熟果实。果实成熟时采割植株，晒干，打下果实，除去杂质。

【炮制】取细砂，置锅内，用大火炒至滑利状态，加入净蒺藜，炒至刺尖焦黄色，出锅，筛去细砂，放凉，即得。

【性状】本品呈斧状。表面黄色或黄褐色。背部隆起，有纵棱。小刺焦黄色。两侧面粗糙，有网纹。质坚硬。具焦香气，味苦、辛。

【性味】味甘，化后味甘；性热。

【功能与主治】利尿，温肾。用于楷常病，关节病，黄水病。

【用法与用量】6～10g。或遵医嘱。

【处方应付】写砂烫蒺藜付砂烫蒺藜。

【贮藏】置干燥处。

金腰草　　གཡའ་ཀྱི་མ།

Jinyaocao　　雅吉玛

CHRYSOSPLENII　HERBA

【处方用名】金腰草、金腰子、雅吉玛。

【来源】本品为虎耳草科植物裸茎金腰子 *Chrysosplenium nudicaule* Bge. 或同属数种植物的干燥全草。秋季采收，除去杂质，洗净，晒干。

【炮制】取原药材，除去杂质，即得。

【性状】本品须根成簇，细弱，棕黄色至黄褐色。根茎被黑褐色叶柄残基。叶皱缩成团，完整者展开后呈肾形，基部深心形，边缘有浅裂，顶端有1个腺点，裂齿间凹窝处被棕褐色或铁锈色短柔毛。花小，多数，黄绿色；萼漏斗状，4裂；无花瓣；雄蕊8，着生于萼筒喉部。气微，味苦。

【鉴别】（1）本品粉末绿色至黄褐色。导管少数，螺纹或梯纹。色素块随处散在，黄绿色或黄褐色，有颗粒状叶绿体。内皮层细胞少见，凯氏带加厚明显。

（2）取本品细粉2g，加乙醇20ml，浸泡30分钟，滤过，滤液蒸干，残渣加2%盐酸溶液溶解，滤过。取滤液加碘化铋钾试液，产生橙黄色沉淀。

【性味】味苦，化后味苦；性凉。

【功能与主治】清热利胆，缓泻下。用于胆热症，发烧，头痛，胆囊炎，胆结石。

【用法与用量】12～15g。或遵医嘱。

【处方应付】写金腰草、金腰子、雅吉玛付金腰草。

【贮藏】置干燥处。

坎巴　　འཁན་པ།
Kanba　　坎巴

AJANIAE HERBA

【处方用名】坎巴、大籽蒿。

【来源】本品为菊科植物分枝亚菊*Ajania ramosa*（Chang.）Shih.或灌木亚菊*Ajania fruticulosa*（Ledeb.）Poljak.的干燥地上部分。夏、秋二季采收，除去杂质，晒干。

【炮制】取原药材，除去杂质，切段，即得。

【性状】**分枝亚菊**　本品呈不规则的段状。茎类圆柱形，表面灰色，具纵棱；切面具髓。叶多破碎，表面黄绿色至绿色，具灰白色短柔毛。伞房花序。气清香，味微苦。

灌木亚菊　茎表面灰黄色至紫红色。

【鉴别】本品粉末黄棕色。非腺毛多见，呈T形。花粉粒类球形，表面具刺状突起。茎表皮细胞多角形、类方形或类长方形，细胞壁弯曲或较平直，表面密集T形毛或类圆形毛基痕，色黄，具明显的同心性环纹。气孔不定式，副卫细胞3～5个。螺纹导管排列紧密。木纤维成束或散在，纹孔明显。木薄壁细胞类方形或类长方形，有少数纹孔。中柱鞘纤维多成束，细胞壁略增厚。

【检查】**水分**　不得过10.0%（中国药典通则0832第四法）。

总灰分　不得过12.0%（中国药典通则2302）。

酸不溶性灰分　不得过5.0%（中国药典通则2302）。

【性味】味微甘、苦，化后味苦；性凉。

【功能与主治】清热解毒，散肿止血，利肾。用于四肢关节肿胀，痈疖，肉瘤，肺病，肾病，咯血，衄血。

【用法与用量】6～9g。或遵医嘱。

【处方应付】写坎巴、大籽蒿付坎巴。

【贮藏】置干燥处。

苦苣苔　ཟག་སྒྲ་ད་བོ།
Kujutai　查加哈吾

CORALLODISCI HERBA

【处方用名】苦苣苔、查加哈吾。

【来源】本品为苦苣苔科植物卷丝苦苣苔*Corallodiscus kingianus*（Craib）Burtt的干燥全草。夏、秋二季采收，除去杂质，晾干。

【炮制】取原药材，除去杂质，即得。

【性状】本品卷缩成团。根黑褐色。根茎肥厚粗短，断面灰白色。叶基生，卷曲或破碎，完整者展开后呈菱状披针形，边缘具不明显的浅齿，上面无毛，下面密被褐色细长丝状毛，脉下陷。花葶紫黑色，花多已脱落。气微，味微涩。

【性味】味苦、甘，化后味苦；性凉。

【功能与主治】清热解毒，愈疮。用于热性腹泻，食物中毒，乌头中毒，疔疮，肾病，桑斯病。

【用法与用量】2～3g。或遵医嘱。

【处方应付】写苦苣苔、查加哈吾付苦苣苔。

【贮藏】置干燥处。

宽筋藤　　སླེ་ཏྲེས།
Kuanjinteng　　勒哲
TINOSPORAE CAULIS

【处方用名】宽筋藤、宽筋藤（去皮）。

【来源】本品为防已科植物中华青牛胆*Tinospora sinensis*（Lour.）Merr. 或心叶宽筋藤*Tinospora cordifolia*（Wulld）Miers的干燥茎。全年均可采收，割取地上部分，除去嫩枝及叶，晒干；或除去嫩枝、叶及外皮，晒干。

【炮制】宽筋藤　取原药材，除去杂质，切成厚片，即得。

宽筋藤（去皮）　取去皮原药材，除去杂质，切成厚片，即得。

【性状】宽筋藤　本品呈椭圆形、圆形的片状。表面灰黄色或黄绿色，较光滑或具皱纹，有明显的皮孔和叶痕。切面灰白色，木部具放射状纹理，可见众多细小的圆孔。质硬脆。气微，味微苦。

宽筋藤（去皮）　表面淡黄色或黄绿色，较光滑。

【鉴别】取本品粉末1g，加甲醇10ml，超声处理30分钟，滤过，滤液作为供试品溶液。另取宽筋藤对照药材1g，同法制成对照药材溶液。照薄层色谱法（中国药典通则0502）试验，吸取上述两种溶液各10μl，分别点于同一硅胶G薄层板上，以甲苯-乙酸乙酯-甲酸（5:4:1）为展开剂，展开，取出，晾干，喷以5%磷钼酸乙醇溶液，在105℃加热至斑点显色清晰。供试品色谱中，在与对照药材色谱相应的位置上，显相同颜色的主斑点。

【检查】水分　不得过13.0%（中国药典通则0832第二法）。

总灰分　不得过8.0%（中国药典通则2302）。

【性味】味苦、涩，化后味苦；性凉。

【功能与主治】清热润肺，调合病理所致紊乱。用于肝热，五脏热，肺病，风湿关节炎，衰老病。

【用法与用量】2～6g。或遵医嘱。

【处方应付】写宽筋藤付宽筋藤；写宽筋藤（去皮）付宽筋藤（去皮）。

【贮藏】置干燥处。

腊肠果 ཇོང་ཀ
Lachangguo 东卡

CASSIAE FISTULAE FRUCTUS

【处方用名】腊肠果、东卡。

【来源】本品为豆科植物腊肠树 *Cassia fistula* L.的干燥成熟果实。果实成熟时采集，除去杂质，晒干。

【炮制】取原药材，除去杂质，即得。

【性状】本品呈圆柱形。表面暗褐色至黑褐色，平滑而具光泽，具不甚明显的环形浅槽，腹背两缝线明显。质坚，可折断。断面具黄棕色横隔。每两隔间各具种子1粒。种子周围的果肉红白色或黄绿色至黄褐色。种子由短线状珠柄附着于腹缝线上，常脱落，卵圆形而稍扁，黄棕色至暗红棕色，光滑，两侧具略隆起的皱纹，上下有浅纵沟；质坚硬；胚乳发达角质样。果肉气特异，味甘、苦、涩、酸。

【鉴别】本品种子横切面：假种皮为胶质薄膜层。种皮表皮细胞为1列栅状细胞，其内为1列胞腔不甚明显的滴漏细胞。厚壁细胞数列，胞腔较小，有的胞腔内含棕黄色物。维管束细小。内种皮为1列滴漏细胞。胚乳细胞多角形，细胞壁角隅处略呈念珠状增厚，内含糊粉粒、油滴。子叶细胞类方形，含油滴、淀粉粒。

【性味】味甘、微辛，化后味甘；性凉。

【功能与主治】清肝热，解毒，消肿，攻下。用于肝炎，肝中毒，便秘，四肢肿胀。

【用法与用量】5～9g。或遵医嘱。

【处方应付】写腊肠果、东卡付腊肠果。

【贮藏】置干燥处。

莲座虎耳草 སུམ་ཏིག

Lianzuohu'ercao 松蒂

SAXIFRAGAE HERBA

【处方用名】莲座虎耳草、松蒂。

【来源】本品为虎耳草科植物伞梗虎耳草 *Saxifraga pasumensis* Marq.et shaw.、聚叶虎耳草 *Saxifraga confetifolia* Engl.或虎耳草 *Saxifraga candelabrum* Frach.的干燥全草。花果期采收，除去杂质，洗净，阴干。

【炮制】取原药材，除去杂质，即得。

【性状】本品多卷缩成团。茎有腺毛。基生叶密集呈莲座状；茎生叶互生。花序黄色。气微，味苦。

【性味】味苦，化后味苦；性凉。

【功能与主治】清湿热，解热毒。用于肝热，胆热，流行性感冒，高烧，疮疡热毒。

【用法与用量】5～9g。或遵医嘱。

【处方应付】写莲座虎耳草、松蒂付莲座虎耳草。

【贮藏】置干燥处。

萝卜 ལ་ཕུག
Luobo 拉普
RAPHANI RADIX

【处方用名】萝卜、鲜萝卜、萝卜汁、煅萝卜。

【来源】本品为十字花科植物萝卜 *Raphanus sativus* L.新鲜或干燥的根。秋季采挖，洗净，除去须根，鲜用或干燥。

【炮制】**鲜萝卜** 取鲜萝卜，洗净，刨片或刨丝，即得。

萝卜汁 取鲜萝卜，洗净，榨汁，即得。

煅萝卜 取萝卜，切块，闷煅成炭，放凉，即得。

【性状】**鲜萝卜** 本品呈片状或丝状。乳白色。具特有的萝卜味。

萝卜汁 呈白色至乳白色的液体。具特有的萝卜味。

煅萝卜 呈不规则的块状。黑色，有多数细孔。体轻，质脆，手捻成粉末并染指。气微，味微苦。

【性味】味辛、微苦，化后味苦；性热。

【功能与主治】**鲜萝卜** 温胃，敛疮消肿。用于胃寒，痞瘤，便秘。

萝卜汁 消炎，敛疮，消肿。用于耳病，冈巴病。

煅萝卜 消食，干脓血，干黄水。用于消化不良，便秘，胆液过盛，黄水病。

【用法与用量】5～10g。或遵医嘱。

【处方应付】写鲜萝卜付鲜萝卜；写萝卜汁付萝卜汁；写煅萝卜付煅萝卜。

【贮藏】置干燥处。

萝卜籽 ལབ་གཞི།
Luobozi 萝西

RAPHANI SEMEN

【处方用名】 萝卜籽、藏萝卜籽、萝西。

【来源】 本品为十字花科植物萝卜 *Raphanus sativus* L.的干燥成熟种子。果实成熟时采割植株，晒干，搓出种子，除去杂质，晒干。

【炮制】 取原药材，除去杂质，即得。

【性状】 本品呈类卵圆形或椭圆形，稍扁，长2.5～4mm，宽2～3mm。表面黄棕色、红棕色或灰棕色，一端有深棕色圆形种脐，一侧有数条纵沟。种皮薄而脆，子叶2，黄白色，有油性。气微，味淡、微苦辛。

【鉴别】（1）本品粉末淡黄色至棕黄色。种皮栅状细胞成片，淡黄色至红棕色，表面观多角形或长多角形。内胚乳细胞表面观类多角形，含糊粉粒和脂肪油滴。子叶细胞无色或淡灰绿色，壁薄，含糊粉粒及脂肪油滴。

（2）取本品粉末1g，加乙醚30ml，加热回流1小时，弃去乙醚液，药渣挥干，加甲醇20ml，加热回流1小时，滤过，滤液蒸干，残渣加甲醇2ml使溶解，作为供试品溶液。另取莱菔子对照药材1g，同法制成对照药材溶液。再取芥子碱硫氰酸盐对照品，加甲醇制成每1ml含1mg的溶液，作为对照品溶液。照薄层色谱法（中国药典通则0502）试验，吸取上述三种溶液各3～5μl，分别点于同一硅胶G薄层板上，以乙酸乙酯-甲酸-水（10:2:3）的上层溶液为展开剂，展开，取出，晾干，置紫外光灯（365nm）下检视。供试品色谱中，在与对照药材色谱和对照品色谱相应的位置上，显相同颜色的荧光斑点；喷以1%香草醛的10%硫酸乙醇溶液，加热至斑点显色清晰，显相同颜色的斑点。

【检查】水分 不得过8.0%（中国药典通则0832第四法）。

总灰分 不得过6.0%（中国药典通则2302）。

酸不溶性灰分 不得过2.0%（中国药典通则2302）。

【浸出物】 照醇溶性浸出物测定法（中国药典通则2201）项下的热浸法测定，用乙醇作溶剂，不得少于10.0%。

【含量测定】 照高效液相色谱法（中国药典通则0512）测定。

色谱条件与系统适用性试验 以苯基硅烷键合硅胶为填充剂；以乙腈-3%冰醋酸溶液（15:85）为流动相；检测波长为326nm。理论板数按芥子碱峰计算应不低于5000。

对照品溶液的制备 取芥子碱硫氰酸盐对照品适量，精密称定，置棕色量瓶中，加甲醇制成每1ml含40μg的溶液，即得。

供试品溶液的制备 取本品粉末（过三号筛）约0.5g，精密称定，置具塞锥形瓶中，精密加入70%甲醇50ml，密塞，称定重量，超声处理（功率250W，频率50kHz）30分钟，放冷，再称定重量，用70%甲醇补足减失的重量，摇匀，滤过，取续滤液，置棕色瓶中，即得。

测定法 分别精密吸取对照品溶液与供试品溶液各10μl，注入液相色谱仪，测定，即得。

本品按干燥品计算，含芥子碱以芥子碱硫氰酸盐（$C_{16}H_{24}NO_5 \cdot SCN$）计，不得少于0.40%。

【性味】味辛，化后味苦；性热。

【功能与主治】引腹水，助消化。用于消化不良，脘腹胀痛，水肿等。

【用法与用量】5～12g。或遵医嘱。

【处方应付】写萝卜籽、藏萝卜籽、萝西付萝卜籽。

【贮藏】置干燥处。

萝蒂　　རྩ་ཨ་བ།
Luodi　　杂阿哇

LLOYDIAE SEU EQUISETI HERBA

【处方用名】 萝蒂、杂阿哇。

【来源】 本品为百合科植物洼瓣花 *Lloydia serotina*（L.）Reichb.或木贼科植物木贼 *Equisetum hyemale* L.、节节草 *Equisetum ramosissima*（Desf.）Boerner的干燥地上部分。春、夏二季采收，除去杂质，晒干。

【炮制】 取原药材，除去杂质，切段，即得。

【性状】洼瓣花　本品呈不规则的段状。茎单一。完整叶片狭披针形或近条形。花白色、淡黄色而有紫斑，花被片先端钝圆。蒴果近倒卵形，略有三钝棱。种子近三角形，扁平。气微，微苦。

木贼　茎表面灰绿色或黄绿色，具18～30条纵棱，棱上有多数细小光亮的疣状突起。节明显，节上着生筒状鳞叶，叶鞘基部和鞘齿黑棕色，中部淡棕黄色。切面中空，周边有多数圆形的小空腔。体轻，质脆，易折断。气微，味甘、淡、微涩，嚼之有沙粒感。

节节草　茎多分枝，分枝轮生，表面有纵棱脊10～20条，粗糙，每棱脊上有硅质的疣状突起1行。叶鞘圆筒状，叶鞘齿披针状钻形，棕褐色，边缘白色膜质。切面中空。体轻，质脆，易折断。气微，味淡。

【性味】 味微苦，化后味苦；性凉、钝。

【功能与主治】 明目，愈创。用于各种眼科疾病，创伤。

【用法与用量】 3～9g。或遵医嘱。

【处方应付】 写萝蒂、杂阿哇付萝蒂。

【贮藏】 置干燥处。

绿绒蒿 ཨུཏྤལ་སྔོན་པོ།
Lüronghao 吾白恩布

MECONOPSIS HERBA

【处方用名】绿绒蒿、吾白恩布。

【来源】本品为罂粟科植物全缘绿绒蒿*Meconopsis integrifolia*（Maxim.）Franch.、五脉绿绒蒿*Meconopsis quintuplinervia* Regel或长叶绿绒蒿*Meconopsis lancifolia*（Franch.）Franch.等的干燥全草。夏季采收，除去杂质，阴干。

【炮制】取原药材，除去杂质，切段，即得。

【性状】本品呈不规则的段状。根表面棕褐色。茎密被棕黄色长柔毛。叶片顶端尖或钝，表面枯绿色，被较多疏长毛。花淡蓝色或淡紫色。气微，味苦。

【性味】味甘、涩，化后味甘；性凉。

【功能与主治】清热，利尿，消炎，止痛。用于肺炎，肝炎，胆囊炎，咽喉炎，肝硬化，浮肿等。

【用法与用量】3～6g。或遵医嘱。

【处方应付】写绿绒蒿、吾白恩布付绿绒蒿。

【贮藏】置干燥处。

马蔺子　　　མ་གྲིས།
Malinzi　　　母哲

IRIDIS SEMEN

【处方用名】马蔺子、母哲。

【来源】本品为鸢尾科植物马蔺 *Iris lactea* Pall. var.*chinensis* Koidz. 的干燥成熟种子。果实成熟时采集，取出种子，除去杂质，晒干。

【炮制】取原药材，除去杂质，即得。

【性状】本品呈不规则的多面体形，具条棱，长2.5～4.5mm，宽2.5～3.5mm。表面棕红色至棕黑色，基部有黄棕色种脐，顶端有略突起的合点。质坚硬。切断面胚乳肥厚，灰白色，角质；胚白色，弯曲状。气微，味淡。

【鉴别】本品横切面：外种皮外层为1列径向延长的栅状细胞，壁棕色，胞腔较大；中层为颓废组织，偶见草酸钙小方晶；内层为4～8列黄棕色多角形和长方形细胞组成，切向延长，排列紧密，无细胞间隙。内种皮为薄壁细胞，1～2层。胚乳细胞类圆形，壁厚，壁孔发达，略作念珠状，细胞内含脂肪油滴及糊粉粒。胚小，子叶细胞类方形。

【性味】味微甘、辛，化后味甘；性热。

【功能与主治】退烧，解毒，驱森；外用敛疮生肌。用于肠腹疼痛，龋齿，蛔虫和蛲虫病，食物中毒引起的泻痢。

【用法与用量】1～3g。或遵医嘱。外用适量，研末撒敷或用羊脂拌和涂敷。

【处方应付】写马蔺子、母哲付马蔺子。

【贮藏】置干燥处。

马钱子 ཀོ་ཐིག་ལ།

Maqianzi 果齐拉

STRYCHNI SEMEN

【处方用名】奶制马钱子。

【来源】本品为马钱科植物马钱*Strychnos nux-vomica* L.的干燥成熟种子。果实成熟时采集，取出种子，除去杂质，晒干。

【炮制】取净生马钱子，除去绒毛，用水清洗，加入适量牛奶，煮至近干，干燥，即得。

每净马钱子100kg，用牛奶200～400kg。

【性状】本品呈纽扣状圆板形。表面棕褐色或深棕色。质硬，不宜折断。断面角质样。气微，味苦。

【性味】味苦，化后味苦；性热、糙。有毒。

【功能与主治】清热，解毒，止痛。用于查隆病，胸胁刺痛，呼吸急促，胃病，自然毒、化合毒、食物毒等毒热症，冈巴病等。

【用法与用量】0.3～0.6g。或遵医嘱。

【处方应付】写奶制马钱子付奶制马钱子。

【注意】孕妇禁用；不宜多服久服及生用；运动员慎用；有毒成分能经皮肤吸收，外用不宜大面积涂敷。

【贮藏】置干燥处。

芒果核　ཨ་འབྲས།

Mangguohe　阿哲

MANGIFERAE INDICAE SEMEN

【**处方用名**】芒果核、阿哲。

【**来源**】本品为漆树科植物芒果 *Mangifera indica* L.的干燥成熟果核。果实成熟时采集，取出果核，除去杂质，干燥。

【**炮制**】取原药材，除去杂质，即得。

【**性状**】本品呈类肾形。表面淡黄白色至淡黄色，有数条浅纹，被短毛。种子表面皱缩，种皮棕绿色至暗棕色，难与种仁剥离。子叶2片，肥厚，表面棕色，断面淡棕色，有点状或条状的深色斑。气微，种仁味涩、微苦。

【**性味**】味甘、酸、苦，化后味甘；性平。

【**功能与主治**】滋阴，补肾，止痛，消积。用于肾虚，楷常病引起的腰腿酸痛、四肢发冷、尿频尿急等。

【**用法与用量**】3～6g。或遵医嘱。

【**处方应付**】写芒果核、阿哲付芒果核。

【**贮藏**】置干燥处。

毛诃子 བ་རུ་ར།

Maohezi 帕如拉

TERMINALIAE BELLIRICAE FRUCTUS

【处方用名】毛诃子肉、毛诃子（去核）。

【来源】本品为使君子科植物毗黎勒 *Terminalia bellirica*（Gaertn.）Roxb. 的干燥成熟果实。果实成熟时采集，去核，晒干。

【炮制】取原药材，除去杂质，即得。

【性状】本品呈半开裂或全开裂的卵形或椭圆形。表面棕褐色，被细密绒毛，基部有残留果柄或果柄痕。果肉暗棕色或浅绿黄色。气微，味涩、苦。

【鉴别】取本品粉末0.5g，加无水乙醇30ml，加热回流30分钟，滤过，滤液蒸干，残渣用甲醇5ml溶解，加在中性氧化铝柱（100～200目，5g，内径为2cm）上，用稀乙醇50ml洗脱，收集洗脱液，蒸干，残渣用水5ml溶解，加在C_{18}固相萃取小柱上，用30%甲醇10ml洗脱，弃去30%甲醇液，再用甲醇10ml洗脱，收集洗脱液，蒸干，残渣加甲醇1ml使溶解，作为供试品溶液。另取毛诃子对照药材（去核）0.5g，同法制成对照药材溶液。照薄层色谱法（中国药典通则0502）试验，吸取上述两种溶液各4μl，分别点于同一硅胶G薄层板上，以甲苯-冰醋酸-水（12∶10∶0.4）为展开剂，展开，取出，晾干，喷以10%硫酸乙醇溶液，在105℃加热至斑点显色清晰，置紫外光灯（365nm）下检视。供试品色谱中，在与对照药材色谱相应的位置上，显相同颜色的荧光斑点。

【检查】水分　不得过13.0%（中国药典通则0832第二法）。

总灰分　不得过5.0%（中国药典通则2302）。

【性味】味甘、涩，化后味甘；性平。

【功能与主治】清热解毒，收敛养血，调和诸药。用于各种热症，泻痢，黄水病，肝胆病，病后虚弱。

【用法与用量】3～9g。或遵医嘱。

【处方应付】写毛诃子肉、毛诃子（去核）付毛诃子肉。

【贮藏】置干燥处，防蛀。

毛莲蒿　　ཕུར་ནག
Maolianhao　　普尔那

ARTEMISIAE VESTITAE HERBA

【处方用名】毛莲蒿、结血蒿、普尔那。

【来源】本品为菊科植物毛莲蒿 *Artemisia vestita* Wall. ex Bess. 的干燥地上部分。夏、秋二季采收，除去杂质，阴干。

【炮制】取原药材，除去杂质，切段，即得。

【性状】本品呈不规则的段状。茎圆柱形，表面红褐色或紫红色；切面具髓；质略硬而脆，易折断，具纤维性。叶皱缩破碎，绿色或灰绿色，完整者展开后呈2～3回羽状全裂，裂片卵形至长圆形，上表面被疏毛，下表面被白色绒毛。头状花序，花球形或半球形，黄绿色。香气浓烈，味苦。

【鉴别】（1）本品粉末灰绿色。叶表皮细胞不规则形，细胞壁波状弯曲，气孔不定式，副卫细胞4～7个。腺毛头部1～3个细胞，柄单细胞。非腺毛有两种，一种呈“V”字形，顶端细长而弯曲；一种为单列形，弯曲而狭长。纤维多狭长，两端渐尖。花粉粒圆形或椭圆形，表面光滑，具3个萌发孔，壁三面增厚。木栓细胞长方形或类长方形，排列紧密。

（2）取本品粉末0.5g，加甲醇20ml，超声处理30分钟，滤过，滤液作为供试品溶液。另取绿原酸对照品、3，5-二-*O*-咖啡酰奎宁酸对照品，加甲醇制成每1ml各含0.3mg的混合溶液，作为对照品溶液。照薄层色谱法（中国药典通则0502）试验，吸取上述两种溶液各5～8μl，分别点于同一硅胶G薄层板上，以乙酸丁酯-甲酸-水（2:1:1）的上层溶液为展开剂，展开，取出，晾干，置紫外光灯（365nm）下检视。供试品色谱中，在与对照品色谱相应的位置上，显相同颜色的荧光斑点。

【性味】味苦，化后味苦；性凉。

【功能与主治】清热解瘟，祛湿驱森。用于瘟疫，森病，创伤。

【用法与用量】6～9g。或遵医嘱。

【处方应付】写毛莲蒿、结血蒿、普尔那付毛莲蒿。

【贮藏】置干燥处。

穆库尔没药 གུ་གུལ།

Muku'ermoyao 格格

COMMIPHORAE MUKUL RESINA

【处方用名】穆库尔没药、格格。

【来源】本品为橄榄科植物穆库尔没药 *Commiphora mukul* Eng及同属植物树干皮部渗出的干燥树脂。收集后，除去杂质，干燥。

【炮制】取原药材，除去杂质，即得。

【性状】本品呈不规则的团块状。表面黄棕色至棕褐色，半透明或不透明。破碎面具玻璃样或蜡样光泽。质硬，遇热软化变粘，冷却后质脆。具特异香气，味苦、涩。

【性味】味苦，化后味苦；性凉、钝。

【功能与主治】清热镇痛，除瘟。用于萨顿病，炎性疼痛，中风，疫热症，麻风，炭疽，肝病，疔毒痛症等。

【用法与用量】3～6g。或遵医嘱。

【处方应付】写穆库尔没药、格格付穆库尔没药。

【贮藏】置干燥处。

尼哇　　ཉི་བ།

Niwa　　尼哇

CODONOPSIS RHIZOMA SEU APIODIS RADIX

【处方用名】尼哇。

【来源】本品为桔梗科植物鸡蛋参*Codonopsis convolvulacea* kurz的干燥块茎或豆科植物土圞儿*Apios fortunei* Maxim.的干燥块根。秋季采挖，除去杂质，洗净，干燥。

【炮制】取原药材，除去杂质，切厚片，即得。

【性状】鸡蛋参　本品呈卵圆形、半圆形的片状。外表面灰褐色、灰白色或淡褐色，具须根痕。外皮片状剥离，脱落处显类白色、淡黄白色或淡褐黄色，皱缩不平，有纵向或横向沟纹。切面淡黄白色或粉白色，略显角质状。质较坚实。气微，味甜、微苦。

土圞儿　外表面棕黄色，皱缩，多纵皱纹，有的可见横向突起的皮孔及点状须根痕。切面皮部薄，黄棕色，木部宽广，黄白色，粉性。质坚实。气微，味微甘，嚼之有豆腥味。

【性味】味甘、微苦、涩，化后味甘；性微凉。

【功能与主治】清热解毒，润肺止咳，补气养血，健脾生津，止痛。用于感冒，咳嗽，胸痛，咽喉炎，扁桃体炎，消化不良，食欲不振，营养不良，宁彩，脉管炎等。

【用法与用量】5～10g。或遵医嘱。

【处方应付】写尼哇付尼哇。

【贮藏】置干燥处。

妞玛 ཉུངས་མ།

Niuma 妞玛

BRASSICAE RADIX

【处方用名】妞玛、蔓菁、芜菁。

【来源】本品为十字花科植物芜菁*Brassica rapa* L.的干燥块根。秋季采挖，洗净，晾干或晒干；或洗净后趁鲜切片，晾干或晒干。

【炮制】取原药材，除去杂质，即得。

【性状】妞玛 本品呈类圆形或圆锥形的块状。外表皮皱缩，黄色或棕褐色。体轻，质脆。断面黄白色，粗糙，木质部宽广，蜂窝状。气香，味甘。

妞玛片 呈类圆形或圆锥形的片状。

【检查】水分 不得过15.0%（中国药典通则0832第二法）。

【性味】味甘，化后味甘；性热。

【功能与主治】解毒，滋补。用于培根病，隆病，虚弱，中毒病。

【用法与用量】5～10g。或遵医嘱。

【处方应付】写妞玛、蔓菁、芜菁付妞玛。

【贮藏】置干燥处。

妞玛膏　ཉུང་མ་ཁནྡ།

Niumagao　妞玛坎扎

BRASSICAE RADIX EXTRACT

【处方用名】 妞玛膏、蔓菁膏、芜菁膏、妞玛坎扎。

【来源】 本品为十字花科植物芜菁 *Brassica rapa* L. 的干燥块根的水煎膏。

【炮制】 取净妞玛，破碎，加入8～10倍量的水，浸泡1小时，煎煮4～6小时，过滤，滤液备用；滤渣再加入5～8倍量的水煎煮2次，每次4～6小时，过滤，合并滤液，浓缩至相对密度为1.25～1.35的稠膏，即得。

【性状】 本品呈膏状。红棕色至棕褐色，微具光泽。气浓，味甘。

【检查】 **微生物限度**　应符合流浸膏与浸膏剂项下有关的各项规定（中国药典通则0189）。

【性味】 味甘，化后味甘；性热。

【功能与主治】 防毒，解毒，滋补。用于培根病，隆病，各种中毒病。

【用法与用量】 1.5g。或遵医嘱。

【处方应付】 写妞玛膏、蔓菁膏、芜菁膏、妞玛坎扎付妞玛膏。

【贮藏】 置干燥处。

旁玛　འཕང་མ།

Pangma　　旁玛

LONICERAE FRUCTUS

【处方用名】旁玛。

【来源】本品为忍冬科植物越桔忍冬 *Lonicera myrtillus* hook. f. et Thoms. 或小叶忍冬 *Lonicera microphylla* Willd ex. Roem et Schult. 的干燥成熟果实。果实成熟时采集，除去杂质，晾干。

【炮制】取原药材，除去杂质，即得。

【性状】本品呈不规则的球形或扁球形。表面皱缩橘红色或暗红色。果皮柔韧。种子数枚，黄色，卵圆形至矩圆形。气微，味苦。

【性味】味甘，化后味甘；性热。

【功能与主治】清热，消痞瘤。用于心热症，各种妇科病。

【用法与用量】2～3g。或遵医嘱。

【处方应付】写旁玛付旁玛。

【贮藏】置干燥处。

螃蟹甲 ལུག་མུར།

Pangxiejia 露木尔

PHLOMIDIS RADIX

【处方用名】螃蟹甲、露木尔。

【来源】本品为唇形科植物螃蟹甲 *Phlomis younghusbandii* Mukerjee的干燥块根。秋季采挖，除去杂质，洗净，晒干。

【炮制】取原药材，除去杂质，切片或破碎，即得。

【性状】本品呈不规则的片状或碎块状。外表面黄色或褐黄色。切面或断面白色或类白色，粉性。体轻，质脆。气微，味甜。

【鉴别】取本品粉末1g，加乙醇10ml，加热回流15分钟，滤过，滤液浓缩至1ml，作为供试品溶液。另取螃蟹甲对照药材1g，同法制成对照药材溶液。照薄层色谱法（中国药典通则0502）试验，吸取上述两种溶液各6μl，分别点于同一硅胶G薄层板上，以三氯甲烷-甲醇（8∶3）为展开剂，展开，取出，晾干，喷以20%硫酸乙醇溶液，在105℃加热至斑点显色清晰。供试品色谱中，在与对照药材色谱相应的位置上，显相同颜色的主斑点。

【检查】水分 不得过13.0%（中国药典通则0832第二法）。

总灰分 不得过6.0%（中国药典通则2302）。

【性味】味苦，化后味苦；性凉。

【功能与主治】散寒润喉，托疮生肌。用于培根病，咽喉疫疠，肺病，感冒咳嗽，支气管炎，久疮不愈。

【用法与用量】3～9g。或遵医嘱。

【处方应付】写螃蟹甲、露木尔付螃蟹甲。

【贮藏】置干燥处。

婆婆纳 ལྕུམ་ནག་དོམ་མཁྲིས།
Popona 冬那端赤

VERONICAE HERBA

【处方用名】婆婆纳、冬那端赤。

【来源】本品为玄参科植物长果婆婆纳 *Veronica ciliata* Fisch. 的干燥全草。7～9月采收，除去杂质，洗净，晒干。

【炮制】取原药材，除去杂质，切段，即得。

【性状】本品呈不规则的段状。根茎须根成簇。茎圆柱形，中央具髓。叶皱缩，对生，无柄，完整者展开后呈长卵形至长圆状披针形，中部以上有锯齿。总状花序成对侧生茎顶，密集，花冠蓝紫色。蒴果卵形，被毛。气微，味苦。

【性味】味苦，化后味苦；性凉。

【功能与主治】清热，愈疮，生肌，止血。用于疮疖，创伤，炎症。

【用法与用量】2～6g。或遵医嘱。

【处方应付】写婆婆纳、冬那端赤付婆婆纳。

【贮藏】置干燥处。

葡萄 ཀུན་འབྲུམ།
Putao 更珍

VITIS FRUTUS

【处方用名】葡萄、葡萄干、更珍。

【来源】本品为葡萄科植物葡萄 *Vitis vinifera* L.的干燥成熟果实。果实成熟时采集，除去杂质，阴干。

【炮制】取原药材，除去杂质，即得。

【性状】本品呈类纺锤形或长椭圆形。表面皱缩，黄绿色或红紫色，微显蜡样光泽。顶端有残存柱基，基部有果柄痕或残存果柄。质柔韧，不易折断。断面不整齐，具粘性。气微，味甜、酸。

【性味】味甘、微酸，化后味甘；性凉、轻、润。

【功能与主治】清热，利肺，利尿。用于各种肺热症，小儿肺病，尿闭。

【用法与用量】6～9g。或遵医嘱。

【处方应付】写葡萄、葡萄干、更珍付葡萄。

【贮藏】置阴凉干燥处。

蒲桃 སྲ་འབྲས།

Putao 萨哲

SYZYGII CUMINI FRUCTUS

【处方用名】蒲桃、萨哲。

【来源】本品为桃金娘科植物海南蒲桃*Syzygium cumini*（L.）Skeels的干燥成熟果实。果实成熟时采集，除去杂质，晾干。

【炮制】取原药材，除去杂质，即得。

【性状】本品呈圆形、斜矩圆形。表面棕褐色至黑色。外果皮皱缩成网状纹，有时脱落，脱落处较光滑。内果皮淡黄棕色，顶端带有宿萼，似瓶口状，中心可见一干枯的花柱。种子1枚，黄褐色，坚硬。气清香，味淡。

【鉴别】本品粉末灰褐色。淀粉粒众多，长卵形、贝壳形或不规则形，脐点点状，裂缝状，人字形；复粒少见，由2～3分粒组成。纤维单个或成群，棕色或淡黄棕色，棱形，木化，胞腔线形，孔沟明显。石细胞淡黄色或浅棕色，类长方形、分枝或不规则形，边缘突起，孔沟明显，有的含黄棕色颗粒物。草酸钙晶体菱形、长方形。

【性味】味涩、苦、辛，化后味苦；性热。

【功能与主治】温肾祛寒。用于三邪病，楷常病，淋浊。

【用法与用量】6～9g。或遵医嘱。

【处方应付】写蒲桃、萨哲付蒲桃。

【贮藏】置干燥处。

蔷薇花 སེ་བའི་མེ་ཏོག

Qiangweihua 色薇美多

ROSAE FLOS

【处方用名】蔷薇花、色薇美多。

【来源】本品为蔷薇科植物峨嵋蔷薇*Rosa omeiensis* Rolfe或绢毛蔷薇*Rosa sericea* Lindl.的干燥花。花期采集，除去杂质，阴干。

【炮制】取原药材，除去杂质，即得。

【性状】本品皱缩微卷曲，呈倒广卵形至扇形。表面暗黄色或黄白色，10余条脉纹放射状排列。纸质，体轻。气芳香，味微苦、甜。

【鉴别】峨嵋蔷薇 粉末黄白色。花粉粒类三角形或类圆形，淡黄棕色，具3个萌发孔，有时可见萌发沟。

【性味】味甘、酸，化后味甘；性平。

【功能与主治】降隆清胆，活血调经。用于隆病，赤巴病，肺热咳嗽，吐血，月经不调，脉管瘀痛，赤白带下，乳痈等。

【用法与用量】3～6g。或遵医嘱。

【处方应付】写蔷薇花、色薇美多付蔷薇花。

【贮藏】置阴凉干燥处。

荞麦 ཟ་གོ།
Qiaomai 扎吾

FAGOPRYRI FRUCTUS

【处方用名】荞麦、扎吾。

【来源】本品为蓼科植物荞麦 *Fagopryrum esculenlentum* Moench的干燥成熟果实。果实成熟时割取地上部分，晒干，打下果实，除去杂质。

【炮制】取原药材，除去杂质，即得。

【性状】本品呈卵形或三角形。先端渐尖，具三棱，基部偶宿存萼，黑褐色。内有种子1枚，具中轴胚；子叶发达，呈S形弯曲。质坚。气微，味淡。

【检查】**水分** 不得过13.0%（中国药典通则0832第二法）。

总灰分 不得过5.0%（中国药典通则2302）。

【性味】味涩、甘，化后味苦；性凉、轻。

【功能与主治】敛疮，破血。用于疥疮。

【用法与用量】9～15g。或遵医嘱。

【处方应付】写荞麦、扎吾付荞麦。

【贮藏】置干燥处。

秦艽花　ཀྱི་ལྕེ་དཀར་པོ།

Qinjiaohua　结吉嘎保

GENTIANAE STRAMINEAE FLOS

【处方用名】秦艽花、结吉嘎保。

【来源】本品为龙胆科植物麻花秦艽 *Gentiana straminea* Maxim. 的干燥花。花期采收，除去杂质，阴干。

【炮制】取原药材，除去杂质，即得。

【性状】本品多皱缩破碎，完整者呈管状，长2.5～3.5cm，直径4～9mm。白色或黄白色，偶有绿色或淡紫褐色斑纹，膜质。花萼一侧开裂，萼齿2～5，不等长。雄蕊5枚，子房矩圆形，花柱极短，柱头2裂。气微，味苦。

【鉴别】本品粉末浅棕黄色。花粉粒类圆形、扁球形，具3孔沟，表面雕纹不明显。花冠细胞类长方形，壁微波状弯曲。花粉囊细胞类椭圆形或类多角形，壁呈突起状增厚。花萼碎片中可见螺纹导管。花萼表皮细胞壁微波状，气孔不定式。

【性味】味苦，化后味苦；性凉。

【功能与主治】清热解毒，消炎利胆，止血消肿，疏筋止痛；外用消肿。用于赤巴病，胃肠炎，肝炎，胆囊炎，腹泻，疮痛，关节炎，外伤出血等。

【用法与用量】5～9g。或遵医嘱。

【处方应付】写秦艽花、结吉嘎保付秦艽花。

【贮藏】置干燥处。

青稞 ནས།
Qingke 尼

HORDEI SEMEN

【处方用名】 青稞、尼。

【来源】 本品为禾本科植物青稞*Hordeum vulgare* L.var.*nudum* Hook. f. 的干燥成熟种子。种子成熟时采集，除去杂质，晒干。

【炮制】 取原药材，除去杂质，即得。

【性状】 本品呈纺锤形或长梭形。表面黄白色至黄褐色，有的发绿或发蓝，偶有残存的黄褐色稃片，一端稍圆，一端有淡褐色种脐，背面圆凸，腹面有1条纵沟。质坚硬。断面黄白色，略粉性。气微，味淡。

【鉴别】 本品粉末淡黄白色。表皮细胞长椭圆形。淀粉粒甚多，椭圆形或圆形，边缘平整，层纹明显。

【检查】水分 不得过13.0%（中国药典通则0832第二法）。

总灰分 不得过5.0%（中国药典通则2302）。

【性味】 味甘，化后味甘；性平、凉。

【功能与主治】 补中益气。用于脾胃气虚，四肢无力，大便稀溏。

【用法与用量】 30～60g。或遵医嘱。

【处方应付】 写青稞、尼付青稞。

【贮藏】 置干燥处。

忍冬果　　ཚི་ཤིང་།

Rendongguo　　奇兴

LONICERAE RUPICOLAE FRUCTUS

【处方用名】忍冬果、奇兴。

【来源】本品为忍冬科植物岩生忍冬 *Lonicera rupicola* Hook. f. et Thoms. 的干燥成熟果实。果实成熟变为红色时采集，除去杂质，晒干。

【炮制】取原药材，除去杂质，即得。

【性状】本品呈不规则的椭圆形。表面皱缩，暗红色，顶端有花被残基，基部有果梗。果皮薄。气微香，味微酸、微甜。

【鉴别】本品粉末暗红色。石细胞较多，淡黄色，成群，长椭圆形、类方形或类多角形，壁厚，孔沟明显。草酸钙簇晶多成片存在于薄壁细胞中。导管成束，螺纹。

【性味】味甘，化后味甘；性平。

【功能与主治】祛痰止咳，明目。用于培根病，肺病，眼病。

【用法与用量】3～9g。或遵医嘱。

【处方应付】写忍冬果、奇兴付忍冬果。

【贮藏】置干燥处。

肉果草 པ་ཡག་པ། Rouguocao 巴雅巴 LANCEAE HERBA

【处方用名】 肉果草、巴雅巴。

【来源】 本品为玄参科植物肉果草 *Lancea tibetica* Hook.f.et Thoms.的干燥全草。夏末秋初采收，除去杂质，阴干或晒干。

【炮制】 取原药材，除去杂质，即得。

【性状】 本品根类圆柱形，长短不一，表面褐色至黄褐色，有纵沟，节上有须根；质脆，易折断；断面平整，淡黄色或黄褐色。叶多破碎，淡绿色，完整者展开后呈倒卵形或椭圆形，具有翅的短柄，微被短柔毛。花萼绿色，钟状；花冠唇形，喉部被白色短柔毛。果实长卵圆形，近球形，紫红色，萼宿存，苞被部分淡黄色。种子多数，细小，卵圆形，棕色。气微，味苦。

【鉴别】（1）本品粉末绿色。叶表皮碎片散在，毛基周围细胞辐射状排列，气孔不等式。非腺毛多见。导管少见，多为梯纹。薄壁细胞无色或含叶绿体。

（2）取本品粉末1g，加乙醇10ml，温浸30分钟，滤过。取滤液2ml，加入柱层析用硅胶，挥干溶剂，将吸有滤液的硅胶装入小柱中，以乙醚冲洗，待流出液无色后，用乙醇15ml冲洗，收集乙醇液，蒸干，残渣加硫酸-醋酐（1→20）试液，显淡黑色。

【性味】 味微甘、苦，化后味甘；性凉。

【功能与主治】 清热止咳，养肺排脓，愈合脉管，涩脉止血。用于洛彩，肺脓疡，肺固疾，肺心病，心脏病，哮喘，痈肿，疮疡，妇女痞瘤，闭经。

【用法与用量】 3～5g。或遵医嘱。

【处方应付】 写肉果草、巴雅巴付肉果草。

【贮藏】 置干燥处。

瑞香狼毒　རེ་ལྕག་པ།
Ruixianglangdu　热甲巴

STELLERAE RADIX

【处方用名】制瑞香狼毒。

【来源】本品为瑞香科植物狼毒 *Stellera chamaejasma* L.的干燥根。秋季采挖，除去杂质，晒干。

【炮制】取原药材，除去杂质，切成厚片，加入牛奶中煮1～2小时，取出，晒干，即得。

【性状】本品呈不规则的片状。表面黄白色至棕褐色，有扭曲的纵沟及横生隆起的皮孔和侧根痕，栓皮剥落处露出白色柔软纤维。切面纤维状，皮部类白色，木部淡黄色。体轻，质韧。气微，味微辛。

【鉴别】（1）本品粉末黄白色，置紫外光灯（365nm）下显淡蓝色荧光。木栓细胞黄棕色。韧皮部薄壁细胞圆形或不规则形，有细胞间隙。网纹导管多见，偶见具缘纹孔导管。纤维无色。淀粉粒多为单粒，类圆形、盔帽形，层纹不明显，脐点点状或裂缝状。

（2）取本品粗粉5g，加甲醇20ml，加热回流1小时，滤过，滤液浓缩至5ml，滤过。取滤液1ml，加镁粉少许，盐酸数滴，加热数分钟，显品红色。

（3）取上述滤液1ml，置蒸发皿中蒸干，加硼酸的饱和丙酮溶液及10%枸橼酸丙酮溶液各1ml，徐徐蒸干，置紫外光灯（365nm）下观察，显黄色荧光。

【性味】味辛，化后味苦；性热。有毒。

【功能与主治】清热解毒，消肿，泻炎症，止溃疡，祛腐生肌。用于疠病，疖痈，瘰疬；外治顽癣，溃疡。

【用法与用量】0.5～1g。或遵医嘱。外用适量，研末涂敷。

【处方应付】写制瑞香狼毒付制瑞香狼毒。

【注意】本品有毒，内服宜慎；孕妇禁用。

【贮藏】置干燥处。

沙棘膏 སྟར་བུའི་ཁནྡ།

Shajigao 达布坎扎

HIPPOPHAIS FRUCTUS EXTRACT

【处方用名】沙棘膏、达布坎扎。

【来源】本品为胡颓子科植物沙棘 *Hippophae rhamnoides* L.的干燥成熟果实的水煎膏。

【炮制】 取净沙棘，加入5～8倍量的水，煎煮至果肉煮烂，过滤，滤液浓缩至相对密度为1.30～1.40的稠膏，即得。

【性状】本品呈膏状。黄棕色至深棕褐色，微具光泽。以手试之，可将手染成黄色。气微香，味极酸。

【检查】微生物限度 应符合流浸膏与浸膏剂项下有关的各项规定（中国药典通则0189）。

【性味】味酸，化后味酸；性平。

【功能与主治】清热止咳，活血化瘀，愈溃疡。用于气管炎，消化不良，胃溃疡，闭经等。

【用法与用量】2～3g。或遵医嘱。

【处方应付】写沙棘膏、达布坎扎付沙棘膏。

【贮藏】置干燥处。

山矾叶　ཤུ་མཁན།
Shanfanye　西坎

SYMPLOCOS FOLIUM

【处方用名】山矾叶、西坎。

【来源】本品为山矾科植物白檀*Symplocos paniculata*（Thunb.）Miq.的干燥叶。夏季采集，除去杂质，晾干。

【炮制】取原药材，除去杂质，即得。

【性状】本品多皱缩破碎。完整者展开后呈椭圆形，两侧向内稍卷曲，顶端急尖，基部楔形，中脉明显，背面突起，侧脉细弱，对称，边缘具细锐齿。气微，味微苦。

【性味】味苦，化后味苦；性平。

【功能与主治】清热，消炎。用于洛彩，楷彩，仁彩，扩散热，腰肌劳损，口腔炎。

【用法与用量】9～15g。或遵医嘱。

【处方应付】写山矾叶、西坎付山矾叶。

【贮藏】置干燥处。

山苦荬　　ཙ་མཁྲིས།

Shankumai　　杂赤

IXERIS HERBA

【处方用名】山苦荬、苦荬菜、杂赤。

【来源】本品为菊科植物山苦荬*Ixeris chinensis*（Thunb.）Nakai的干燥全草。花期采收，除去杂质，阴干。

【炮制】取原药材，除去杂质，切段，即得。

【性状】本品呈不规则的段状。根表面黄棕色，具纵皱纹和残留的须根；切面黄绿色。茎圆柱形，无毛，中央具髓。叶多皱缩破碎，完整者展开后呈条状披针形或篦状披针形，边缘具疏羽状齿。花淡紫色或黄白色，舌片先端齿裂。冠毛白色。气微，味苦。

【鉴别】本品粉末灰绿色。茎表皮细胞长方形或多角形，壁薄。木纤维众多，成束或单个离散，具斜纹孔。叶表皮细胞淡黄色，多角形或类长圆形，壁薄，气孔不定式，副卫细胞3～4个。花粉粒淡黄色，圆形，外壁较厚，表面有尖刺。可见梯纹导管。草酸钙结晶形状不一。

【性味】味苦，化后味苦；性凉。

【功能与主治】清热利胆，退黄，通脉。用于赤巴病，肝病，胆病，胆管炎，脉病等。

【用法与用量】3～5g。或遵医嘱。

【处方应付】写山苦荬、苦荬菜、杂赤付山苦荬。

【贮藏】置干燥处。

石花　　ཙོ་དྲེག
Shihua　　多志合

PARMELIAE SEU XANTHORIAE HERBA

【处方用名】石花、多志合。

【来源】本品为梅花衣科植物藻纹梅花衣 *Parmelia saratilis*（L.）Ach. 或黄枝衣科植物丽石黄衣 *Xanthoria elegans*（Link）Th.Fr. 的干燥全体。全年均可采收，洗净，除去杂质，晒干。

【炮制】取原药材，除去杂质，即得。

【性状】藻纹梅花衣　本品皱缩成团。叶状体薄片状，有多数密接不规则深裂片。裂片略屈曲，上表面灰褐色或灰绿色，下表面深褐色或近黑色。子器杯状无柄，多数散生于上表面。气微，味淡。

丽石黄衣　地衣体鳞壳状或叶状，圆形扩展，紧密贴生基物。裂片狭窄，微隆起，顶端钝圆至锯齿状；上表面橙红色至土红色，无光泽，具疣突，无粉芽及裂芽；下表面淡黄色至污白色，具明显褶皱，无假根。子囊盘众多，生于中央裂片表面，圆盘状，全缘，无柄，盘面平坦，橙红色至暗红色，无粉霜。气微，味淡。

【性味】味涩，化后味苦；性凉。

【功能与主治】清热，解毒。用于中毒症，食欲不振，呕吐。

【用法与用量】3～6g。或遵医嘱。

【处方应付】写石花、多志合付石花。

【贮藏】置干燥处。

水柏枝　　 འོམ་བུ།

Shuibaizhi　　翁布

MYRICARIAE RAMULUS

【处方用名】水柏枝、翁布。

【来源】本品为柽柳科植物三春水柏枝 *Myricaria paniculata* P. Y. Zhang et Y. J. Zhang.、具鳞水柏枝 *Myricaria squamosa* Desv.、水柏枝 *Myricaria germanica*（L.）Desv. 或同属数种植物的干燥嫩枝。春、夏二季采收，除去杂质，干燥。

【炮制】取原药材，除去杂质，切段，即得。

【性状】本品呈圆柱形的段状。枝表面蓝棕褐色、红棕色，有细密的纵皱纹，小枝痕盘状，芽隆起紫色。小枝纤细，黄绿色，向阳面红色。条状小叶互生，黄绿色，先端尖，背面密布白色小点。气清香，味淡、微苦。

【鉴别】本品粉末黄绿色。茎表皮细胞淡黄色，类方形或长条形，壁薄。茎薄壁细胞无色，长方形或不规则形，排列紧密。木纤维淡黄色，细胞长条形，微木化。表皮细胞长多角形、类方形或不规则形，垂周壁波状弯曲，气孔不等式，副卫细胞（3～9）个，下表皮可见叶肉组织。具缘纹孔导管排列紧密，梯纹导管少见。

【检查】水分　不得过13.0%（中国药典通则0832第二法）。

【性味】味涩、甘，化后味苦；性凉。

【功能与主治】清热解毒，发散透疹。用于麻疹不透，咽喉肿痛，中毒症，黄水病，血热病，瘟病时疫，脏腑毒热。

【用法与用量】3～10g。或遵医嘱。

【处方应付】写水柏枝、翁布付水柏枝。

【贮藏】置干燥处。

松生等　སོམ་སེང་ལྡེང་།

Songshengdeng　松生等

RHAMNELLAE LIGNUM

【处方用名】松生等、生等。

【来源】本品为鼠李科植物西藏猫乳 *Rhamnella gilgitica* Mansf. et Melch. 或小叶鼠李 *Rhamnus parvifolia* Bunge 的干燥木材。全年均可采收，除去树皮，锯成段，劈开，晒干。

【炮制】取原药材，除去杂质，破碎，即得。

【性状】西藏猫乳　本品呈不规则的条块状。表面棕黄色，间有黑褐色，具顺直纹理及刀削痕迹。横切面可见年轮，有时可见深棕色髓部。质坚硬。气微，味淡。

小叶鼠李　木部黄白色至黄棕色，纵切面纤维性极强。

【鉴别】西藏猫乳　本品横切面：木质部导管众多，类圆形或椭圆形，常单个或2～3个呈径向排列。木纤维众多，木化。射线由2～3列长方形细胞组成，木化，有壁孔，细胞内含黄棕色的树脂状物质。木薄壁细胞木化，多数围绕于导管的四周，有具缘状纹孔，壁增厚木化。树心木质部棕红色，组织排列与上述木质部相同，但细胞较小，排列更紧密，木化程度低。

小叶鼠李　粉末灰黄色。纤维众多，主为纤维管胞，大多成束，纤维胞腔大，完整者呈长梭形，壁念珠状增厚，具缘纹孔圆形，纹孔口为交叉十字状或斜向裂缝状。石细胞较少，类方形、类圆形，有的一面较薄，马蹄形增厚，孔沟明显，层纹隐见，内含红棕色物质。薄壁细胞表面观类方形、多角形，壁念珠状增厚，多呈皱缩状，细胞内含淡黄色至淡棕色颗粒物。木栓细胞成片，淡黄色，表面观多角形，垂周壁不均匀增厚，可见裂隙状纹孔。具缘纹孔导管多见。

【性味】味微苦，化后味苦；性凉。

【功能与主治】凉血，消肿。用于类风湿性关节炎，黄水病，高山多血病。

【用法与用量】9～15g。或遵医嘱。

【处方应付】写松生等、生等均付松生等。

【贮藏】置干燥处。

唐古特铁线莲　ང་བྱི་སོང་ནག་པོ།

Tanggutetiexianlian　叶芒那布

CLEMATIDIS HERBA

【处方用名】唐古特铁线莲、叶芒那布。

【来源】本品为毛茛科植物唐古特铁线莲 *Clematis tangutica* （Maxim.） Korsh. 的干燥地上部分。花果期采收，除去杂质，晒干。

【炮制】取原药材，除去杂质，切段，即得。

【性状】本品呈不规则的段状。茎具纵棱，表面灰棕色或棕褐色；切面较平坦，白色；质硬而脆，易折断。叶皱缩破碎，棕褐色或灰绿色，完整者展开后呈狭长圆形或披针形，深裂，边缘具缺刻状锯齿，背面被疏毛。花荷苞状，有的压扁，桔黄色，长椭圆形，先端渐尖，外面被柔毛。果序绒球状或扁绒球状，柄长。瘦果倒卵形，具长柔毛。气微，味微苦。

【鉴别】本品粉末灰黄色。叶下表皮细胞多角形，不定式气孔密集，副卫细胞 4～5 个。上表皮细胞不规则形，垂周壁薄，微弯曲，可见少数的非腺毛。花粉粒淡黄色，表面具细小颗粒状雕纹。萼片表皮细胞淡黄色，类多角形，壁连珠状增厚。茎表皮细胞长条形或类方形，壁稍厚。木薄壁细胞类多角形，壁薄。纤维长条形，成束或离散，壁厚。非腺毛多碎断，细胞平直。导管主为梯纹，少见螺纹或具缘纹孔导管。

【性味】味辛、甘，化后味苦；性热。

【功能与主治】祛寒，增生胃火，活血通瘀，破痞瘤积聚。用于胃寒，消化不良，痞瘤，黄水病，寒性肿瘤，浮肿。

【用法与用量】6～9g。或遵医嘱。

【处方应付】写唐古特铁线莲、叶芒那布付唐古特铁线莲。

【贮藏】置干燥处。

桃儿七　　འོལ་མོ་སེ།

Tao'erqi　　奥毛赛

SINOPODOPHYLLI FRUCTUS

【处方用名】桃儿七、奥毛赛。

【来源】本品为小檗科植物桃儿七 *Sinopodophyllum hexandrum* （Royle）Ying的干燥成熟果实。果实成熟时采集，除去杂质，干燥。

【炮制】取原药材，除去杂质，即得。

【性状】本品呈椭圆形或近球形，多压扁，长3～5.5cm，直径2～4cm。表面紫红色或紫褐色，皱缩，有的可见露出的种子，顶端稍尖，果梗黄棕色，多脱落。果皮与果肉粘连成薄片，易碎，内具多数种子。种子近卵形，长约4mm，表面红紫色，具细皱纹，一端有小突起，质硬。种仁白色，有油性。气微，味酸甜、涩；种子味苦。

【鉴别】（1）本品粉末暗红色。种皮表皮细胞橙红色至深红色，断面观长方形或类方形，壁厚，常与种皮薄壁细胞相连。果皮表皮细胞淡黄色，表面观多角形。果皮下皮细胞淡黄棕色，表面观类多角形。导管主为螺纹导管。胚乳细胞类多角形，胞腔内含糊粉粒及脂肪油滴。

（2）取本品粉末5g，加甲醇10ml，超声处理20分钟，滤过，滤液蒸干，残渣加甲醇2ml使溶解，作为供试品溶液。另取鬼臼毒素对照品，加甲醇制成每1ml含0.5mg的溶液，作为对照品溶液。照薄层色谱法（中国药典通则0502）试验，吸取上述两种溶液各4μl，分别点于同一硅胶G薄层板上，以环己烷-水饱和的正丁醇-甲酸（6.5∶2.5∶0.8）的上层溶液为展开剂，展开，取出，晾干，喷以1%香草醛硫酸溶液，加热至斑点显色清晰。供试品色谱中，在与对照品色谱相应的位置上，显相同颜色的斑点。

【检查】水分　不得过10.0%（中国药典通则0832第二法）。

总灰分　不得过6.0%（中国药典通则2302）。

【性味】味甘，化后味甘；性平。有小毒。

【功能与主治】调经活血。用于血瘀经闭，难产，死胎，胎盘不下。

【用法与用量】3～9g。或遵医嘱。

【处方应付】写桃儿七、奥毛赛付桃儿七。

【贮藏】置干燥处。

铁棒锤　　བོང་ནག
Tiebangchui　　榜那
ACONITI RADIX

【处方用名】铁棒锤、榜那、炒铁棒锤、炒榜那、制铁棒锤、制榜那。

【来源】本品为毛茛科植物伏毛铁棒锤 *Aconitum flavum* Hand.-Mazz.或铁棒锤 *Aconitum. penulum* Busch.的干燥块根。秋末采挖，除去须根及泥沙，晒干。

【炮制】**铁棒锤**　取原药材，除去杂质，即得。

炒铁棒锤　取净铁棒锤，加入适量的糌粑拌炒至铁棒锤表面颜色发黄，除去糌粑，放凉，即得。

每净铁棒锤100kg，用糌粑100～200kg。

制铁棒锤　取净铁棒锤，加入适量的诃子肉、青稞酒浸泡至无硬心，用水清洗，干燥，粉碎，过筛，用小火炒至黄褐色，放凉，即得。

每净铁棒锤100kg，用诃子肉50～150kg。

【性状】**伏毛铁棒锤**　块根呈短圆柱形或圆锥形。子根表面灰棕色，光滑或有浅纵皱纹及侧根痕；质脆，易折断；断面白色，粉性，有黑棕色环。母根表面棕色，有纵皱纹及侧根残基；断面不平坦，中央有较多的裂隙。气微，味苦、麻。

铁棒锤　子根表面暗棕色或黑棕色；质硬；断面少数为角质样黄色。母根顶端留有茎的残基及子根痕。气微，味麻。

炒铁棒锤　表面黄色。具焦香气。

制铁棒锤　呈粉末状。黄褐色。

【鉴别】本品粉末灰白色至淡黄色。导管主为网纹，稀梯纹。后生皮层细胞黄棕色，长方形、类圆形、不规则形。皮层细胞扁平，无色或淡棕黄色。石细胞极少见，长方形，腔大，壁孔明显，密集。

【性味】味甘、微苦，化后味甘；性热。生品有大毒！

【功能与主治】驱寒止痛，祛风定惊。用于隆病，寒病，黄水病，麻风，癫狂等。

【用法与用量】0.6～1.2g。或遵医嘱。

【处方应付】写铁棒锤、榜那付铁棒锤；写炒铁棒锤、炒榜那付炒铁棒锤；写制铁棒锤、制榜那付制铁棒锤。

【注意】生品常外用，内服宜慎；孕妇禁用。

【贮藏】置干燥处。

兔耳草　　ཧོང་ལེན།
Tu'ercao　　洪连

LAGOTIS HERBA

【处方用名】兔耳草、洪连。

【来源】本品为玄参科植物短管兔耳草 *Lagotis brevituba* Maxim. 或全缘兔耳草 *Logotis integra* W.Smith. 的干燥全草。花期采收，除去杂质，洗净，阴干。

【炮制】取原药材，除去杂质，切段，即得。

【性状】本品呈不规则的段状。根圆柱形，扭曲状，表面浅黄褐色或灰褐色，有纵皱纹。根茎圆柱形，表面灰褐色或浅紫褐色；切面棕褐色或灰黄色，有3～4个白色维管束排列成环。叶多破碎，完整者展开后呈圆形或卵圆形，先端钝圆，边缘具圆齿，基部宽楔形。花序穗状。果长圆形，黑褐色。气微，味微苦。

【鉴别】（1）本品粉末红棕色。淀粉粒众多，单粒球形，偶见盔帽形，脐点点状，不明显；复粒由2～3（6）粒组成。薄壁细胞圆形或类圆形，内含浅棕色类圆形核状物。叶下表皮细胞垂周壁稍弯曲，气孔不定式和不等式。偶见2个细胞头的腺毛。导管多为网纹导管、螺纹导管。

（2）取本品粗粉2.5g，加乙醇20ml，加热回流1小时，滤过。取滤液3ml，加镁粉少量，盐酸数滴，水浴加热，显红色。另取滤液点于滤纸上，晾干，喷以5%三氯化铝乙醇溶液，置紫外光灯（365nm）下观察，显亮黄色荧光。

【性味】味苦、甘，化后味苦；性凉。

【功能与主治】清热解毒，行血调经。用于全身发热，肾炎，肺病，高血压，动脉粥样硬化，月经不调，各种毒物中毒，心热症。

【用法与用量】1～6g。或遵医嘱。

【处方应付】写兔耳草、洪连付兔耳草。

【贮藏】置干燥处。

乌奴龙胆　　གང་གྰ་ཆུང་།

Wunulongdan　　岗嘎琼

GENTIANAE URNULAE HERBA

【处方用名】乌奴龙胆、岗嘎琼。

【来源】本品为龙胆科植物乌奴龙胆 *Gentiana urnula* H.Smith 的干燥全草。花期采收，除去杂质，阴干。

【炮制】取原药材，除去杂质，即得。

【性状】本品皱缩成团。根细弱，卷曲，黄白色至黄褐色，质脆。茎下部对生鳞片状叶2～3对，上部叶密集呈覆瓦状排列，完整叶片扇形，先端截形。花皱缩呈纺锤形；萼筒漏斗状，淡黄色、淡蓝色或具深蓝色条纹；花冠筒部黄白色至黄褐色，上部深蓝色，裂片和褶近等长；雄蕊5，花药黄色。种子多数，黑褐色，长圆状卵形，长3～5mm，表面具海绵状网纹。气微，味苦。

【性味】味苦，化后味苦；性凉。

【功能与主治】清热解毒，止泻。用于查彩，木布病，血管闭塞病，中毒性发烧，热性腹泻，流行性感冒，咽喉肿痛，黄疸。

【用法与用量】3～5g。或遵医嘱。

【处方应付】写乌奴龙胆、岗嘎琼付乌奴龙胆。

【贮藏】置干燥处。

喜马拉雅紫茉莉　བ་སྙི།

Ximalayazimoli　巴朱

MIRABILIS HIMALAICAE RADIX

【处方用名】喜马拉雅紫茉莉、巴朱、奶制喜马拉雅紫茉莉、滋制喜马拉雅紫茉莉。

【来源】本品为紫茉莉科植物喜马拉雅紫茉莉 *Mirabilis himalaica* （Edgew.）Heim. 的干燥根。秋季采挖，刮去外皮，晒干。

【炮制】**喜马拉雅紫茉莉**　取原药材，除去杂质，切成厚片，即得。

奶制喜马拉雅紫茉莉　取净喜马拉雅紫茉莉片，加牛奶适量，煮至牛奶近干，干燥，即得。

每净喜马拉雅紫茉莉 100kg，用牛奶 80～120kg。

【性状】**喜马拉雅紫茉莉**　本品呈不规则的片状。外表面灰褐色或褐棕色，粗糙，有纵沟纹、横长皮孔样突起及支根痕。切面灰白色，有凹凸不平的同心环纹，纵剖面有纵条纹，具粉性。微具土腥气，味辛、涩，嚼之有刺喉感。

奶制喜马拉雅紫茉莉　具微弱的奶香气。

【鉴别】本品粉末灰白色。淀粉粒众多，单粒圆形或椭圆形，脐点明显，点状或飞鸟状；复粒由 2～8 分粒组成。草酸钙针晶众多，成束或散在。梯纹或网纹导管。

【性味】味甘、辛，化后味甘；性热。

【功能与主治】温肾，生肌，利尿，排石，干黄水。用于胃寒，肾寒，下身寒，阳痿，浮肿，膀胱结石，腰痛，关节痛，黄水病。

【用法与用量】3～5g。或遵医嘱。

【处方应付】写喜马拉雅紫茉莉、巴朱付喜马拉雅紫茉莉；写奶制喜马拉雅紫茉莉、滋制喜马拉雅紫茉莉付奶制喜马拉雅紫茉莉。

【贮藏】置干燥处。

菥蓂子 ཐེ་ཀ
Ximingzi 寨卡

THLASPI SEMEN

【处方用名】菥蓂子、寨卡。

【来源】本品为十字花科植物菥蓂 *Thlaspi arvense* L.的干燥成熟种子。果实成熟时采集，打下种子，除去杂质，晒干。

【炮制】取原药材，除去杂质，即得。

【性状】本品略呈扁卵圆形。表面红褐色至暗褐色，少数红棕色，具同心性隆起环纹。种脐位于种子尖突部分，色浅，点状。种皮薄而脆。种仁黄色，有油性。无臭，味微苦、辛。

【鉴别】（1）取本品粉末适量，置试管内，加氢氧化钠1小粒，置酒精灯上灼热，放冷，加水2ml使溶解，滤过。取滤液1ml，加5%盐酸溶液酸化，即有硫化氢产生，遇新制的醋酸铅试纸，显有光泽的棕黑色。

（2）取亚硝基铁氰化钠1小粒，置白瓷板上，加水1～2滴使溶解，加鉴别（1）项下的滤液1～2滴，即显紫红色。

【性味】味辛，化后味苦；性热。

【功能与主治】清肺热、肾热，健胃。用于肺热，咳嗽，肾热，淋病，消化不良，呕吐。

【用法与用量】2～3g。或遵医嘱。

【处方应付】写菥蓂子、寨卡付菥蓂子。

【贮藏】置干燥处。

西藏棱子芹 ཟྭ་བ།

Xizanglengziqin 加瓦

PLEUROSPERMI RADIX

【处方用名】 西藏棱子芹、加瓦、奶制西藏棱子芹。

【来源】 本品为伞形科植物西藏棱子芹 *Pleurospermum hookeri* C.B. Clarke var. *thomsonii* C.B. Clarke 或迷果芹 *Sphallerocarpus gracillis*（Bess）K.Pol. 的干燥根。秋季采挖，除去杂质，洗净，晾干。

【炮制】 **西藏棱子芹**　取原药材，除去杂质，切成厚片，即得。

奶制西藏棱子芹　取净西藏棱子芹片，加牛奶适量，煮至牛奶近干，干燥，即得。

每净西藏棱子芹100kg，用牛奶80～120kg。

【性状】 **西藏棱子芹**　本品呈不规则的片状。表面暗褐色，可见横长的皮孔痕、纵皱纹及细根痕。切面灰白色或暗灰色。质坚实。气清香，微甜。

迷果芹　表面土黄色、灰棕色或黄褐色，具明显的纵皱纹。切面淡黄白色，木部黄色。质硬。气微，味甜、微辛，微麻舌，嚼之有明显的胡萝卜味。

奶制西藏棱子芹　具微弱的奶香气。

奶制迷果芹　具微弱的奶香气。

【性味】 味甘、辛、苦，化后味甘；性热。

【功能与主治】 滋补，温肾，祛寒，干黄水。用于腰肾虚寒，肾病，黄水漫延关节，体虚，隆病等。

【用法与用量】 3～5g。或遵医嘱。

【处方应付】 写西藏棱子芹、加瓦付西藏棱子芹；写奶制西藏棱子芹付奶制西藏棱子芹。

【贮藏】 置阴凉干燥处。

香旱芹 ཟི་ར་དཀར་པོ།
Xianghanqin 斯热嘎布

CUMINI FRUCTUS

【处方用名】香旱芹、孜然芹、斯热嘎布。

【来源】本品为伞形科植物香旱芹 *Cuminum cyminum* L.的干燥成熟果实。果实成熟时采集，除去杂质，晒干。

【炮制】取原药材，除去杂质，即得。

【性状】本品为双悬果，呈长卵形，基部狭细。表面棕色或棕灰色。分果多连合，有明显短柄，顶端残留宿萼及柱头。果长约6mm，有5条浅黄色肋线，肋线间有副肋线，具短刺毛。分果断面半月形，背槽处各具油管1条，结合面2条。气浓，味微苦。

【鉴别】本品粉末棕黄色。表皮细胞棕黄色。油管碎片较大，圆筒状。网纹细胞成群，椭圆形。纤维梭形。胚乳细胞中含众多油滴、淀粉粒和少数方晶。小腺毛棕色。

【性味】味微酸，化后味酸；性凉。

【功能与主治】清肺热，提升胃火，消食。用于培根病，洛彩，胃寒腹胀，消化不良。

【用法与用量】3～6g。或遵医嘱。

【处方应付】写香旱芹、孜然芹、斯热嘎布付香旱芹。

【贮藏】置干燥处。

香樟 ཨ་གར་གོ་སྙོད།

Xiangzhang 阿卡苦拗

CINNAMOMI GLANDULIFERI LIGNUM

【处方用名】香樟、阿卡苦拗。

【来源】本品为樟科植物云南樟 *Cinnamomum glanduliferum* （Wall.）Nees 的干燥木材。全年均可采收，除去树皮，阴干。

【炮制】取原药材，除去杂质，切段，即得。

【性状】本品呈段状。外表面红棕色至暗棕色，横截面红棕色，年轮明显或不明显，纵向劈开纹理顺直。质坚实，不易折断。气香，味辛、甜。

【性味】味苦、辛，化后味苦；性凉。

【功能与主治】解热清心。用于黑白脉病，隆热犯心，心悸，癫狂。

【用法与用量】2～3g。或遵医嘱。

【处方应付】写香樟、阿卡苦拗付香樟。

【贮藏】置干燥处。

小檗皮　　སྐྱེར་ཤུན།
Xiaobopi　　杰星

BERBERIDIS CORTEX

【处方用名】小檗皮、杰星。

【来源】本品为小檗科植物甘肃小檗 *Berberis kansuensis* Schneid.、鲜黄小檗 *Berberis diaphana* Maxim.、匙叶小檗 *Berberis vernae* Schneid. 或刺红珠 *Berberis dictyophylla* Franch. 等同属数种植物的干燥茎皮。夏季采收，除去杂质，晒干。

【炮制】取原药材，除去杂质，切段，即得。

【性状】本品呈不规则的段状。外表面灰褐色，具纵皱纹，并有多数细小突起的棕色皮孔。内表面黄棕色或棕褐色，纹理细密。切面黄色。质脆，易折断。气微，味苦。

【性味】味苦，化后味苦；性凉。

【功能与主治】清热解毒，干黄水。用于腹泻，糖尿病，肾炎，结膜炎，瘟疫，陈旧热，黄水病等。

【用法与用量】3～5g。或遵医嘱。

【处方应付】写小檗皮、杰星付小檗皮。

【贮藏】置干燥处。

小麦 གྲོ
Xiaomai 卓

TRITICI AESTIVI FRUCTUS

【处方用名】小麦、卓。

【来源】本品为禾本科植物小麦 *Triticum aestivum* L.的干燥成熟果实。果实成熟时采收，选取颗粒饱满者，除去杂质，干燥。

【炮制】取原药材，除去杂质，即得。

【性状】本品呈长椭圆形，两端略尖。表面浅棕黄色至棕黄色，饱满或稍皱缩，腹面中央有一条纵沟，顶端具黄白色绒毛。质硬。断面白色，粉性。气微，味微甘。

【检查】杂质　不得过5%（中国药典通则2301）。

水分　不得过14.0%（中国药典通则0832第二法）。

【性味】味甘，化后味甘；性润、凉、重。

【功能与主治】滋补，壮阳，敛毒。用于隆病，赤巴病。

【用法与用量】50～100g。或遵医嘱。

【处方应付】写小麦、卓付小麦。

【贮藏】置干燥处。

小伞虎耳草　　སུམ་ཅུ་ཏིག
Xiaosanhu'ercao　　松吉斗
SAXIFRAGAE UMBELLULATAE HERBA

【处方用名】 小伞虎耳草、松吉斗。

【来源】 本品为虎耳草科植物小伞虎耳草 *Saxifraga umbellulata* Hook.f.et Thomw 的干燥全草。夏季采收，除去杂质，阴干。

【炮制】 取原药材，除去杂质，即得。

【性状】 本品皱缩成团。茎不分枝，被褐色毛。基生叶密集，莲座状，匙形，无毛；茎生叶长圆形至匙形，具褐色毛或腹面无毛。聚伞花序伞状或复伞状，被褐色毛；花梗纤细；萼片卵形至狭卵形；花冠黄色，提琴状长圆形至提琴形。气微，味苦。

【性味】 味苦，化后味苦；性凉。

【功能与主治】 清热解毒，排脓敛疮，舒肝利胆。用于赤巴病，胆热、肝热、创伤等热症。

【用法与用量】 3～9g。或遵医嘱。

【处方应付】 写小伞虎耳草、松吉斗付小伞虎耳草。

【贮藏】 置干燥处。

悬钩木　　གན་ཟ་ཀ་རི།
Xuangoumu　　甘扎嘎日

RUBI CAULIS

【处方用名】悬钩木、悬钩子茎、甘扎嘎日。

【来源】本品为蔷薇科植物粉枝莓*Rubus biflorus* Buch.-Ham.ex Smith或青海悬钩子*Rubus kokoricus* Hao.的干燥茎。夏、秋二季采收，晾干；或趁鲜除去外皮及髓，晾干。

【炮制】取原药材，除去杂质，切段，即得。

【性状】粉枝莓　本品呈不规则的段状。外表面紫褐色至棕褐色，具白粉霜。除去外皮及髓者表面灰黄色或棕黄色，具纵纹及棕褐色残余粗皮的斑点，髓腔中空，槽形。体轻，质硬而稍韧，不易折断。气微，味淡。

青海悬钩子　外表面棕黄色至棕褐色。质脆，易折断。

【性味】味甘、微辛，化后味甘；性热。

【功能与主治】清热解毒，利肺防疫。用于隆彩，流行性感冒，时疫热症，咳嗽等。

【用法与用量】3～5g。或遵医嘱。

【处方应付】写悬钩木、悬钩子茎、甘扎嘎日付悬钩木。

【贮藏】置干燥处。

亚大黄　ཆུ་རྩ།

Yadahuang　曲杂

RHEI RADIX ET RHIZOMA

【处方用名】亚大黄、小大黄、曲杂、制亚大黄。

【来源】本品为蓼科植物小大黄 *Rheum pumilum* Maxim.、穗序大黄 *Rheum spiciforme royle* 或疏枝大黄 *Rheum kialense* Franch 等同属多种植物的干燥根和根茎。秋末采挖，除去杂质，洗净，阴干。

【炮制】亚大黄　取原药材，除去杂质，切块，即得。

制亚大黄　取净亚大黄块，喷洒青稞酒适量，蒸至透心，干燥，即得。

每净亚大黄100kg，用青稞酒10kg。

【性状】亚大黄　本品呈不规则的块状。外表面黄棕色至棕褐色。切面淡黄色至棕黄色。质硬。气微，味微苦、涩。

制亚大黄　颜色加深。

【检查】水分　不得过12.0%（中国药典通则0832第二法）。

酸不溶性灰分　不得过2.0%（中国药典通则2302）。

【性味】味酸、苦，化后味酸；性凉。

【功能与主治】清热，泻下，干黄水。用于年彩，便秘，创伤，黄水病。

【用法与用量】2～5g。或遵医嘱。

【处方应付】写亚大黄、小大黄、曲杂付亚大黄；写制亚大黄付制亚大黄。

【贮藏】置干燥处。

芫荽果 ཨུ་སུ།

Yansuiguo 吾苏

CORIANDRI FRUCTUS

【处方用名】芫荽果、吾苏。

【来源】本品为伞形科植物芫荽 *Coriandrum sativum* L.的干燥成熟果实。果实成熟时采集，除去杂质，晒干。

【炮制】取原药材，除去杂质，即得。

【性状】本品为双悬果，呈圆球形或卵圆形，长3～6mm，直径3～4mm。表面淡黄色或棕黄色，有明显的波状初生肋线10条和较为明显的纵直次生肋线10条，二者相间排列。顶端可见极短的柱头残基，多分裂为二，周围有5枚萼片痕。基部钝圆，可见小果柄或果柄痕。分果卵圆形，背面隆起，接合面中央下凹，具3条纵行的棱线，中央的一条较粗，两侧的呈弧形。质脆。气芳香，味微辛、麻。

【鉴别】本品粉末褐色或棕褐色。纤维狭长，两端顿尖，壁较厚，木化，胞腔明显。中果皮细胞镶嵌状排列，常伴有纤维束。油滴淡黄色，随处散在。导管螺纹细长。胚乳细胞多角形，含较多的油滴。

【性味】味辛、甘、咸，化后味苦；性平。

【功能与主治】清热，解表，健胃。用于培根木布病，消化不良，食欲不振，口渴等。

【用法与用量】3～6g。或遵医嘱。

【处方应付】写芫荽果、吾苏付芫荽果。

【贮藏】置干燥处。

异叶青兰　འཇིབ་རྩི་ཆེན་པོ།

Yiyeqinglan　吉孜青保

DRACOCEPHALI HETEROPHYLLI HERBA

【处方用名】 异叶青兰、吉孜青保。

【来源】 本品为唇形科植物异叶青兰 *Dracocephalum heterophyllum* Benth. 的干燥地上部分。花期采收，除去杂质，干燥。

【炮制】 取原药材，除去杂质，切段，即得。

【性状】 本品呈不规则的段状。茎方形，表面黄绿色，略带紫红，节处紫色较深，密被白色柔毛；切面黄白色，平坦，中心白色较疏松；质坚脆，折断时有粉尘飞扬。叶对生，完整者展开后呈宽卵形或长卵形，边缘有圆齿或锯齿，被短柔毛。轮伞花序头状或穗状；苞片倒卵形或披针形，齿尖具芒刺；花唇形，淡黄色。种子暗褐色，长卵形。气特异芳香，味淡、微涩。

【性味】 味甘，化后味甘；性凉。

【功能与主治】 清泻肝热。用于黄疸型肝炎，肝火上升所致牙龈肿痛，出血，口腔溃疡。

【用法与用量】 3～10g。或遵医嘱。

【处方应付】 写异叶青兰、吉孜青保付异叶青兰。

【贮藏】 置干燥处。

印度獐牙菜 རྒྱ་ཏིག
Yinduzhangyacai 甲蒂

SWERTIAE CHIRAYITAE HERBA

【处方用名】印度獐牙菜、甲蒂。

【来源】本品为龙胆科植物印度獐牙菜*Swertia chirayita*（Roxb.ex Flemi）Karsten的干燥全草。夏季采收，除去杂质，晾干。

【炮制】取原药材，除去杂质，切段，即得。

【性状】本品呈不规则的段状。根圆柱形，黄褐色，具须根痕。根茎膨大，残留密集的基生叶痕。茎圆形，绿褐色或黄绿色，中空。叶多皱缩破碎，完整者展开后基生叶呈椭圆形，全缘，叶柄呈鞘状下沿；茎生叶无柄，先端急尖，具5脉。圆锥花序。花黄绿色。蒴果卵形。种子细小，棕黄色，卵圆形，表面具网纹。气微，味极苦。

【鉴别】本品粉末黄棕色。木纤维众多，常断碎，壁连珠状增厚，具斜纹孔。厚壁细胞长方形或类方形。螺纹和网纹导管多见，以螺纹导管为主。色素块黄绿色。叶上表皮细胞淡黄色，方形或多角形，壁微波状弯曲。叶下表皮细胞黄棕色，类圆形或类方形，表面具角质纹理，气孔不定式。叶肉薄壁细胞类圆形，内含草酸钙砂晶。

【性味】味苦，化后味苦；性凉、糙。

【功能与主治】清肝利胆，退热。用于赤彩，黄疸型肝炎，病毒性肝炎，查彩，发烧，胃炎。

【用法与用量】6～9g。或遵医嘱。

【处方应付】写印度獐牙菜、甲蒂付印度獐牙菜。

【贮藏】置干燥处。

余甘子 སྐྱུ་རུ་ར། Yuganzi 居如拉

PHYLLANTHI FRUCTUS

【处方用名】余甘子、余甘子（去核）、居如拉。

【来源】本品为大戟科植物余甘子*Phyllanthus emblicn* L.的干燥成熟果实。果实成熟时采集，去核，晒干。

【炮制】取原药材，除去杂质，即得。

【性状】本品呈半开裂或全开裂的卵形或椭圆形。表面棕褐色或墨绿色，有浅黄色颗粒状突起，具皱纹及不明显的6棱。质硬而脆。气微，味酸涩、回甜。

【鉴别】（1）本品粉末淡棕黄色。外果皮表皮细胞不规则多角形或类方形，壁厚。纤维单个散在或数个成群，长条形，两端多圆钝，壁厚而木化，有的胞腔内含黄棕色物。石细胞圆三角形或不规则形，壁厚，孔沟明显。可见草酸钙簇晶、方晶。

（2）取本品粉末0.5g，加乙醇20ml，超声处理20分钟，滤过，滤液蒸干，残渣加水20ml使溶解，加乙酸乙酯30ml振摇提取，分取乙酸乙酯液，蒸干，残渣加甲醇1ml使溶解，作为供试品溶液。另取余甘子对照药材0.5g，同法制成对照药材溶液。照薄层色谱法（中国药典通则0502）试验，吸取上述两种溶液各2～4μl，分别点于同一硅胶G薄层板上，以三氯甲烷-乙酸乙酯-甲醇-甲酸（9:9:3:0.2）为展开剂，展开，取出，晾干，喷以10%硫酸乙醇溶液，加热至斑点显色清晰，置紫外光灯（365 nm）下检视。供试品色谱中，在与对照药材色谱相应的位置上，显相同颜色的荧光斑点。

【检查】水分 不得过13.0%（中国药典通则0832第二法）。

总灰分 不得过5.0%（中国药典通则2302）。

【性味】味甘、酸、涩，化后味甘；性凉。

【功能与主治】清热凉血，消食健胃，生津止咳。用于血热血瘀，消化不良，腹胀，咳嗽，喉痛，口干。

【用法与用量】3～9g。或遵医嘱。

【处方应付】写余甘子、余甘子（去核）、居如拉付余甘子（去核）。

【贮藏】置干燥处。

圆柏　ཤུག་པ།

Yuanbai　秀巴

SABINAE FOLIUM

【处方用名】圆柏、秀巴。

【来源】本品为柏科植物圆柏*Sabina chinensis*（C）Ant.或祁连圆柏*Sabina przewalskii* Kom.的干燥枝梢及叶。夏季采集，除去杂质，阴干。

【炮制】取原药材，除去杂质，切段，即得。

【性状】本品呈圆柱形，多分枝。枝表面淡棕色或灰褐色，有小疙瘩状叶痕。鳞叶交互对生，鳞状卵形，背面多被蜡粉；刺叶三枚交互轮生，三角状披针形，表面凹，有白粉带。球果卵圆形，绿色或蓝褐色，有时具白粉。气香，味苦。

【性味】味苦，化后味苦；性凉、钝、糙、轻。

【功能与主治】清热，消炎，干黄水。用于肾炎，关节炎，炭疽病，黄水病。

【用法与用量】1～1.5g。或遵医嘱。

【处方应付】写圆柏、秀巴付圆柏。

【贮藏】置干燥处。

藏木香　　མ་ནུ།
Zangmuxiang　　玛奴
INULAE RADIX

【处方用名】藏木香、玛奴。

【来源】本品为菊科植物土木香*Inula helenium* L.或总状青木香*Inula racemosa* Hook f.的干燥根。秋末采挖，除去杂质，粗大者切片或块，晒干。

【炮制】取原药材，除去杂质，切成厚片或破碎，即得。

【性状】本品呈不规则的片状或碎块状。外表面浅灰黄色至黄棕色。切面或断面黄白色至浅灰黄色，可见油室及白色光亮的针状结晶。质坚硬。气微香，味苦、辛。

【鉴别】取本品粉末0.5g，加甲醇15ml，超声处理15分钟，滤过，滤液作为供试品溶液。另取藏木香对照药材0.5g，同法制成对照药材溶液。照薄层色谱法（中国药典通则0502）试验，吸取上述两种溶液各2μl，分别点于同一硅胶G薄层板上，以石油醚（60～90℃）-乙酸乙酯-三乙胺（10∶1.5∶1）为展开剂，展开，取出，晾干，喷以5%香草醛硫酸溶液，加热至斑点显色清晰。供试品色谱中，在与对照药材色谱相应的位置上，显相同颜色的主斑点。

【性味】味辛、苦，化后味苦；性热。

【功能与主治】健脾和胃，调气解郁，止痛安胎。用于查隆病引起的胸胁热痛，脘腹胀痛，呕吐泻痢，胸胁挫伤，岔气作痛，胎动不安等。

【用法与用量】3～9g。或遵医嘱。

【处方应付】写藏木香、玛奴付藏木香。

【贮藏】置干燥处。

藏木香膏 མ་ནུ་ཁན་ཚྭ།

Zangmuxianggao 玛奴坎扎

INULAE EXTRAC

【处方用名】藏木香膏、玛奴坎扎。

【来源】本品为菊科植物土木香 *Inula helenimu* L.或总状青木香 *Inula racemosa* Hook.f.的干燥根的水煎膏。

【炮制】取净藏木香片或块，加8倍量水煎煮2次，每次2小时，合并煎液，静置过夜使沉淀，滤取上清液，浓缩至稠膏状，即得。

【性状】本品呈膏状。褐色至黑褐色。气微香，味苦。

【鉴别】取本品2g，加水20ml使溶解，浸泡10分钟，加正己烷-乙酸乙酯（1∶1）混合液20ml，超声处理30分钟，离心，取上清液浓缩至约1ml，作为供试品溶液。另取藏木香对照药材0.5g，同法制成对照药材溶液。照薄层色谱法（中国药典通则0502）试验，吸取供试品溶液20μl、对照药材溶液4μl，分别点于同一硅胶G薄层板上，以石油醚（60–90℃）-乙酸乙酯-三乙胺（10∶1.5∶1）为展开剂，展开，取出，晾干，喷以5%香草醛硫酸溶液，加热至斑点显色清晰。供试品色谱中，在与对照药材色谱相应的位置上，显相同颜色的主斑点。

【检查】水分 不得过20.0%（中国药典通则0832第四法）。

总灰分 不得过9.0%（中国药典通则2302）。

微生物限度 应符合流浸膏与浸膏剂项下有关的各项规定（中国药典通则0189）。

【性味】味甘、辛，化后味甘；性热。

【功能与主治】健脾和胃，调气解郁，止痛安胎。用于查隆病引起的胸胁热痛，脘腹胀痛，呕吐泻痢，胸胁挫伤，岔气作痛，胎动不安等。

【用法与用量】3～6g。或遵医嘱。

【处方应付】写藏木香膏、玛奴坎扎付藏木香膏。

【贮藏】置干燥处。

藏茜草 བཙོད།
Zangqiancao 佐
RUBIAE RADIX ET RHIZOMA

【处方用名】藏茜草、佐。

【来源】本品为茜草科植物光茎茜草 *Rubia wallichiana* Decne. 或西藏茜草 *Rubia tibetica* Hook.f. 及同属数种植物的干燥根及根茎。春、秋二季采挖，除去杂质，晒干。

【炮制】取原药材，除去杂质，切段，即得。

【性状】**光茎茜草** 本品呈不规则的段状。根茎圆柱状，具结节状凸起。根较细，表面红褐色，有细纵皱纹及须根痕，有的皮部剥落而呈黄红色；切面粉红色，导管孔多数；质脆。气微，味淡。

西藏茜草 根表面红棕色；切面橘红色。

【鉴别】（1）本品根横切面：木栓细胞6～12列，含棕色物。皮层薄壁细胞有的含红棕色颗粒。韧皮部细胞较小。形成层不甚明显。木质部占根的主要部分，全部木化，射线不明显。薄壁细胞含草酸钙针晶束。

粉末红棕色。木栓细胞含棕色物。薄壁细胞类圆形或椭圆形，含红棕色颗粒或草酸钙针晶束。可见具缘纹孔导管和网纹导管。

（2）取本品粉末0.2g，加乙醚5ml，振摇数分钟，滤过。滤液加氢氧化钠试液1ml，振摇，静置使分层后，水层显红色，醚层显淡黄色；置紫外光灯（365nm）下观察，醚层显天蓝色荧光。

【检查】**水分** 不得过12.0%（中国药典通则0832第二法）。

总灰分 不得过15.0%（中国药典通则2302）。

酸不溶性灰分 不得过5.0%（中国药典通则2302）。

【性味】味苦、辛，化后味苦；性平。

【功能与主治】清热凉血。用于查彩，多血症，扩散伤热，肺肾热邪，大小肠热。

【用法与用量】6～9g。或遵医嘱。

【处方应付】写藏茜草、佐付藏茜草。

【贮藏】置干燥处。

藏紫草　　འབྲི་མོག
Zangzicao　　哲莫
ONOSMAE RADIX

【处方用名】藏紫草、哲莫。

【来源】本品为紫草科植物长花滇紫草 *Onosma hookeri* Clarke.var.*longiforum* Duthie或细花滇紫草 *Onoasma hookeri* C. B. Clarke的干燥根。秋季采挖，除去木心，阴干。

【炮制】取原药材，除去杂质，切段，即得。

【性状】本品呈不规则的段状。圆柱形或略成槽状，弯曲或微弯曲，一侧常有开口。外皮多层，紫褐色，薄片状，极易剥落。剥去外皮，表面紫红色，有纵皱。切面淡黄棕色。质脆，易折断。气微，味微酸。

【鉴别】（1）本品粉末紫红色。非腺毛单细胞或多细胞，表面具疣状突起。木栓细胞紫红色或棕黑色，表面观不规则形。薄壁细胞内可见少量淀粉粒及油滴，偶见草酸钙方晶。导管主为网纹导管，少有具缘纹孔导管及螺纹导管。

（2）取本品粉末0.5g，置具塞锥形瓶中，加石油醚（60～90℃）20ml，超声处理20分钟，滤过，滤液浓缩至1ml，作为供试品溶液。另取藏紫草对照药材0.5g，同法制成对照药材溶液。再取β，β′-二甲基丙烯酰阿卡宁对照品，加甲醇制成每1ml含0.5mg的溶液，作为对照品溶液。照薄层色谱法（中国药典通则0502）试验，吸取上述三种溶液各5μl，分别点于同一硅胶G薄层板上，以环己烷-甲苯-乙酸乙酯-甲酸（5∶5∶0.5∶0.1）为展开剂，展开，取出，晾干。供试品色谱中，在与对照药材色谱和对照品色谱相应的位置上，显相同颜色的斑点。

【检查】水分　不得过13.0%（中国药典通则0832第二法）。

【性味】味甘，化后味甘；性凉。

【功能与主治】清热凉血，养肺，止咳，止血。用于洛彩，肺结核，肺病咳血，鼻衄，多血症；外治烫伤，烧伤，疮痛，湿疹，麻疹。

【用法与用量】3～9g。或遵医嘱。

【处方应付】写藏紫草、哲莫付藏紫草。

【储藏】置干燥处。

藏紫菀 མེ་ཏོག་ལུག་མིག

Zangziwan 美多路梅

ASTERIS SOULIEI FLOS

【处方用名】藏紫菀、紫菀花、美多路梅。

【来源】本品为菊科植物缘毛紫菀*Aster souliei* Franch的干燥花序。花期采收，除去杂质，阴干。

【炮制】取原药材，除去杂质，即得。

【性状】本品皱缩成团。总苞球形，黄绿色，总苞片3层，近等长，条状披针形，先端尖，具白色长缘毛。舌状花紫色至紫蓝色；管状花黄色。冠毛1层，淡褐色。瘦果矩圆形，密被白色糙毛。气香，味淡。

【鉴别】本品粉末灰紫色。花粉粒棕黄色，球形或近球形，具3孔沟，外表具刺状突起，极面每裂片5～6刺，中部有疣状突起。冠毛碎片为多细胞组成的毛状物，具纹孔，顶端渐尖呈刺状。非腺毛众多，由14～18个细胞组成，顶端细胞细长，多偏于一侧，基部细胞1～2列。舌状花冠下表皮细胞长方形，壁薄，胞壁细齿状。苞片下表皮细胞碎片长方形，气孔不等式或不定式，副卫细胞4～5个。

【性味】味苦，化后味苦；性凉。

【功能与主治】清热解毒，镇咳祛痰。用于瘟疫病，中毒症，支气管炎，咳嗽气喘，咳吐脓血。

【用法与用量】3～9g。或遵医嘱。

【处方应付】写藏紫菀、紫菀花、美多路梅付藏紫菀。

【贮藏】置干燥处。

蚤缀　　ཙ་ལ་ཀྲོང་།
Zaozhui　　杂阿仲

ARENARIAE KANSUENSIS HERBA

【处方用名】蚤缀、甘肃蚤缀、杂阿仲。

【来源】本品为石竹科植物甘肃蚤缀*Arenaria kansuensis* Maxim.或卵瓣蚤缀*Arenaria kansuensis* Maxim. var. *ovatipetata* Tsui.的干燥全草。夏季采收，除去杂质，晒干。

【炮制】取原药材，除去杂质，切段，即得。

【性状】本品呈不规则的段状。根圆柱形，灰棕色；切面黄白色，木质部浅黄色；质脆，易折断。叶线形，白色。气微，味淡。

【鉴别】本品粉末黄棕色。木栓细胞类长方形，棕色。薄壁细胞类圆形或椭圆形，内含草酸钙簇晶。可见螺纹导管及网纹导管。纤维成束或散在，壁厚。气孔不定式。花粉粒圆形或长圆形，表面具短刺。

【性味】味苦，化后味苦；性凉。

【功能与主治】清热，止咳，化痰，止血。用于感冒，咽喉炎，洛彩，各种肺病。

【用法与用量】3～6g。或遵医嘱。

【处方应付】写蚤缀、甘肃蚤缀、杂阿仲付蚤缀。

【贮藏】置干燥处。

獐牙菜 ཏིག་ཏ། Zhangyacai 蒂达

SWERTIAE HERBA

【处方用名】獐牙菜、蒂达。

【来源】本品为龙胆科植物普兰獐牙菜 *Swertia purpurascens* Wall. 及同属多种植物的干燥全草。花期采收，除去杂质，晾干。

【炮制】取原药材，除去杂质，切段，即得。

【性状】本品呈不规则的段状。茎略方形，中空，有节，节上有对生小枝。叶片易脱落破碎，完整者展开后呈线形至披针形，具三出脉，全缘，淡绿色，无柄。花萼4或5裂；花冠淡紫色，4或5深裂，裂片卵状披针形。偶见蒴果。气微，味苦。

【性味】味苦，化后味苦；性凉。

【功能与主治】清肝利胆，退黄疸。用于黄疸型肝炎，病毒性肝炎。

【用法与用量】3～5g。或遵医嘱。

【处方应付】写獐牙菜、蒂达付獐牙菜。

【贮藏】置干燥处。

志达萨增　འབྲི་ཏ་ས་འཛིན།

Zhidasazeng　志达萨增

LAGOTIS SEU FRAGARIAE HERBA

【处方用名】草莓、草莓苗、短穗兔耳草、志达萨增。

【来源】本品为玄参科植物短穗兔耳草 *Lagotis brachystachya* Maxim.或蔷薇科植物东方草莓 *Fragaria orientalis* Lozinsk 及同属多种植物的干燥全草。夏、秋二季采收，除去杂质，晾干。

【炮制】取原药材，除去杂质，切段，即得。

【性状】草莓　本品呈不规则的段状。茎纤细，柔软，黄绿色，具柔毛。叶多破碎，完整者展开后呈倒卵形或菱状卵形，边缘有缺刻状锯齿，两面散生柔毛，侧脉平行。花乳白色，花托近球形；雄蕊多数，花药红褐色。气微，味酸、涩。

短穗兔耳草　须根簇生，褐色，质脆。根茎部为多数残留的老叶柄所形成的棕褐色纤维状鞘包裹。茎纤细，紫红色，表面具细纵纹。叶近肉质，基生，叶柄长，绿色，先端渐尖，基部渐狭，全缘。花序穗状，花小，蓝紫色，二唇形。偶见果实，近圆球形，光滑。气微，味微苦。

【检查】水分　不得过10.0%（中国药典通则0832第二法）。

总灰分　不得过5.0%（中国药典通则2302）。

【性味】味微甘，化后味甘；性凉。

【功能与主治】通经活络，祛痰排脓，干黄水，愈创。用于白脉病，中风，神经炎，洛彩，胸腔脓血，黄水病。

【用法与用量】5～9g。或遵医嘱。

【处方应付】写草莓、草莓苗、短穗兔耳草、志达萨增付志达萨增。

【贮藏】置干燥处。

止泻木子　ཏུག་མོ་ཉུང་།
Zhixiemuzi　度模牛

HOLARRHENAE SEMEN

【处方用名】止泻木子、度模牛。

【来源】本品为夹竹桃科植物止泻木 *Holarrhena antidysenterica* Wall. ex A. DC. 的干燥成熟种子。果实成熟时采集果实，打下种子，除去杂质，晒干。

【炮制】取原药材，除去杂质，即得。

【性状】本品呈长披针形，细小，略扁。表面红棕色或黄棕色，具深色的点状突起，一面有纵槽，一端具明显种毛脱落的疤痕。质脆。断面边缘红棕色，子叶呈皱缩折叠状，乳白色，富油性。气微，味极苦。

【鉴别】本品粉末淡灰棕色。种皮表皮细胞黄棕色，侧面观绒毛状突起或短的单细胞非腺毛状，先端钝圆，长短不等，壁稍厚，具纵向的角质纹理；表面观类圆形或类圆多角形，胞间隙大，凹凸不平，偶见与细胞垂直的不规则条状增厚。子叶细胞类方形或类多角形，壁薄，细胞中常含草酸钙簇晶、脂肪油滴。胚乳细胞无色或淡黄色，类多角形，充满脂肪油滴。草酸钙簇晶较多，偶见草酸钙方晶。螺纹导管少见。

【性味】味苦、涩，化后味苦；性凉。

【功能与主治】清热，利胆，止泻。用于赤巴病，肝胆病，胃肠热病，腹泻，痢疾。

【用法与用量】6～9g。或遵医嘱。

【处方应付】写止泻木子、度模牛付止泻木子。

【贮藏】置干燥处。

紫花黄华　　སླ་བ་སེར་མ།

Zihuahuanghua　　拉瓦色玛

THERMOPSIS RADIX ET RHIZOMA

【处方用名】紫花黄华、拉瓦色玛。

【来源】本品为豆科植物紫花黄华 *Thermopsis barbata* Benth. 的干燥根及根茎。秋季采挖，除去杂质，阴干。

【炮制】取原药材，除去杂质，切段，即得。

【性状】本品呈不规则的段状。外表面黑褐色，具不规则条纹、根痕及皮孔，外皮脱落处露出黄棕色的丝瓜络状纹理。切面黄白色，纤维状，易纵向掰开，木部宽广，木部与皮部间常有较大裂隙。脱落皮部半卷筒状，内面黄白色，有的略呈丝瓜络状纹理。气微，味苦，嚼之具豆腥味。

【鉴别】本品根横切面：木栓层细胞10余列。皮层为切向延长的椭圆形厚壁细胞，横向壁孔明显。韧皮部有韧皮纤维束，纤维木化；有的韧皮射线细胞及颓废薄壁细胞中含浅黄棕色物质。形成层为连续的环。木质部由导管群、管胞、木纤维束和木薄壁细胞交互排列；纤维木化；射线细胞2～8列；中心无髓。薄壁细胞中含有多数淀粉粒，圆形、类圆形、半圆形或多角形，脐点点状、裂隙状或星状，有时可见层纹。

【性味】味苦，化后味苦；性凉。有小毒。

【功能与主治】灭森，消炎止痛，镇静，消肿。用于森病，中风，癫痫，洛彩，炭疽等。

【用法与用量】3～9g。或遵医嘱。

【处方应付】写紫花黄华、拉瓦色玛付紫花黄华。

【贮藏】置干燥处。

紫铆子 མ་རུ་རྩེ།

Zikuangzi 麻如子

BUTEAE MONOSPERMAE SEMEN

【处方用名】紫铆子、紫矿子、麻如子。

【来源】本品为豆科植物紫铆*Butea monosperma*（Lan.）Kuntze的干燥成熟种子。荚果成熟时采集，打下种子，除去杂质，晒干。

【炮制】取原药材，除去杂质，即得。

【性状】本品呈扁平的肾形、卵形、类三角形，长2～4cm，宽1.5～3cm，厚约2mm。表面暗红褐色，有光泽，具脉纹及皱纹或略平坦，有的残存棕色膜状的内果皮，无光泽，偶有翼状膜附于种子外侧。种脐明显常凹入，位于种子略凹或平截一边之中部或略偏，其内侧胚芽部位稍厚，有时可见种柄。质坚脆，易折断。断面淡黄白色，角质状，油性，种皮薄，有小片剥落，外层灰褐色，内层淡黄棕色。子叶扁平，大型，叶状，淡黄白色。气微，略具豆腥味。

【鉴别】（1）本品粉末淡黄色。薄壁细胞中含油滴。可见草酸钙棱晶、柱晶、簇晶。外种皮细胞表面观多角形，侧面观长方形，细胞外壁略增厚。偶见内果皮细胞，表面观多边形，有椭圆形分泌腔及棕色分泌物。

（2）取本品粗粉2g，加乙醇20ml，加热回流20分钟，放冷，滤过。取滤液2ml，置试管中，加7%盐酸羟胺乙醇溶液3滴、10%氢氧化钾乙醇溶液6～7滴，于水浴中微沸，冷却，用稀盐酸调溶液pH值至3～4，加入1%三氯化铁乙醇溶液1～2滴，显淡紫红色。

【性味】味苦、甘，化后味苦；性热。

【功能与主治】灭森，干黄水，止瘙痒。用于森病，黄水病，皮肤瘙痒。

【用法与用量】0.5～1.5g。或遵医嘱。

【处方应付】写紫铆子、紫矿子、麻如子付紫铆子。

【贮藏】置干燥处。

紫檀香　　ཙན་དན་དམར་པོ།

Zitanxiang　　赞旦玛布

PTEROCARPI LIGNUM INDICI

【处方用名】 紫檀香、赞旦玛布。

【来源】 本品为豆科植物青龙木 *Pterocarpus indicus* Willd. 的干燥心材。采伐后，除去外皮和边材，锯成小段，用水浸泡后，晾干。

【炮制】 取原药材，除去杂质，破碎，即得。

【性状】 本品呈不规则的块状。表面红棕色。横断面可见巨大的孔点，纵切面呈细条形。质致密而重。气微香，无味。

【性味】 味涩，化后味苦；性凉。

【功能与主治】 清血热，调和气血，活血化瘀。用于查彩，宁彩，查隆病，多血症，恶血瘀阻，洛彩，肺脓肿，陈旧热等。

【用法与用量】 0.5～1g。或遵医嘱。外用适量，研末涂敷。

【处方应付】 写紫檀香、赞旦玛布付紫檀香。

【贮藏】 置干燥处。

动物药

贝齿 འགྲོན་བུ།
Beichi 准布

MONELARIAE CONCHA

【处方用名】 煅贝齿。

【来源】 本品为宝贝科软体动物山猫宝贝 *Cypraea lynx* Linnaeus或环纹货贝 *Monelaria annulus* Linnaeus的贝壳。捕捞后，除去残肉，洗净，晒干。

【炮制】 取净贝齿，明煅至灰白色，放凉，即得。

【性状】 本品呈卵圆形或碎块状。灰白色。壳口有细齿轮。以舌头舔之有吸湿性。气微，味淡。

【性味】 味辛、苦，化后味苦；性热、锐、干。

【功能与主治】 消痞，止血，干脓血，干黄水。用于痞瘤，出血，化脓，黄水病等。

【用法与用量】 9～15g。或遵医嘱。

【处方应付】 写煅贝齿付煅贝齿。

【贮藏】 置通风干燥处。

公绵羊角 ལུག་ཐུག་ར། Gongmianyangjiao 鲁突热

OVIS ARIIS CORUN

【处方用名】砂烫公绵羊角。

【来源】本品为牛科动物绵羊 *Ovis aries* Linnaeus. 的雄羊的角。宰杀后锯取其角，除去角塞，晒干。

【炮制】取公绵羊角，除去杂质，劈成条状或镑片。取细砂，置锅内，用大火加热，炒至滑利状态，加入净公绵羊角条或片，炒至有蛋白质特异香气逸出，筛去细砂，放凉，即得。

【性状】本品呈不规则的条状或片状。表面黄白色或棕黑色。具蛋白质特异香气，味淡。

【性味】味涩、辛、咸，化后味苦；性热。

【功能与主治】催产，消痞。用于妇科血痞，难产。

【用法与用量】1～3g。或遵医嘱。

【处方应付】写砂烫公绵羊角付砂烫公绵羊角。

【贮藏】置干燥处。

黑冰片　　གར་ནག
Heibingpian　　嘎那
SUIS SCROFAE FAECES

【处方用名】 黑冰片、嘎那。

【来源】 本品为猪科动物野猪 *Sus scrofa* L. 的干燥粪便。全年均可采集，除去杂质，干燥。

【炮制】 取净野猪粪，闷煅成炭，放凉，即得。

【性状】 本品呈不规则的团块状。灰黑色至黑色。疏松，多孔隙，易碎。气微，味淡。

【性味】 味辛，化后味苦；性热、锐。

【功能与主治】 驱寒，温胃，消食，消痞。用于消化不良，胆结石，腑器年仁病，常赤病等。

【用法与用量】 3～6g。或遵医嘱。

【处方应付】 写黑冰片、嘎那付黑冰片。

【贮藏】 置干燥处。

花蛇肉　སྦྲུལ་ཤ
Huasherou　珠夏

DINODON

【处方用名】制花蛇肉、花蛇肉（去毒）。

【来源】本品为游蛇科动物赤链蛇*Dinodon rufozonatum*（Cantor）的干燥体。夏、秋二季捕捉，剖开腹部，除去内脏，擦净血迹，干燥。

【炮制】取净花蛇肉，加入青稞酒、人工麝香适量，加水没过花蛇肉，搅拌均匀后密封浸泡2～3天，用水清洗至无酒味，去头，低温干燥，打成碎块，即得。

每净花蛇肉100kg，用青稞酒90～110kg。

【性状】本品呈不规则的碎块状。外皮可见红色窄横纹，肉淡黄色或黄褐色。气微腥，味淡。

【性味】味甘，化后味甘；性热。

【功能与主治】活血散结，通络止痉。用于闭经，瘀血，难产，胸腹部刺痛。

【用法与用量】6～12g。或遵医嘱。

【处方应付】写制花蛇肉、花蛇肉（去毒）付制花蛇肉。

【贮藏】置干燥处。

鹫粪　　ཁོ་བྲུན།

Jiufen　　果珍

AEGYPII SEU GYPAETI FAECES

【处方用名】炒鹫粪、煅鹫粪。

【来源】本品为鹰科动物秃鹫 *Aegypius monachus* Linnaeus 或胡兀鹫 *Gypaetus barbatus* Linnaeus 的干燥粪便。全年均可采集，除去杂质，晒干。

【炮制】炒鹫粪　取净鹫粪，破碎，加水搅拌，化开，除去杂质，放置，待沉淀后，倾去上清液，沉淀用小火炒干，再喷以少量人工麝香的水溶液，翻炒至干，放凉，即得。

煅鹫粪　取净鹫粪，闷煅成炭，放凉，即得。

【性状】炒鹫粪　本品呈不规则的块状或粉末状。灰色至淡黄色。体轻，手捻成粉。气微腥。

煅鹫粪　呈不规则的团块状。黑色，多孔隙。气微。

【性味】味辛、咸，化后味苦；性热、锐。

【功能与主治】温胃，消食，消痞。用于胃寒，消化不良，胃痞瘤。

【用法与用量】1.5～2g。或遵医嘱。

【处方应付】写炒鹫粪付炒鹫粪；写煅鹫粪付煅鹫粪。

【贮藏】置干燥处。

鹿角 ཤ་རུ། Lujiao 哈热

CERVI CORNU

【处方用名】煅鹿角。

【来源】本品为鹿科动物梅花鹿 *Cervus nippon* Temminck 或马鹿 *Cervus elaphus* Linnaeus 的雄鹿已骨化的角或锯茸后翌年春季脱落的角基。多在春季锯取或拾取，除去杂质，风干。

【炮制】取净鹿角，锯成段，明煅至白色，放凉，即得。

【性状】本品呈圆柱形或不规则的块状。表面白色至灰白色，切面多孔隙。体轻，质脆。气微，味淡。

【性味】味咸，化后味甘；性热。

【功能与主治】干脓血，干腹水，干黄水。用于肺部化脓，胸腔积液，黄水病。

【用法与用量】6～15g。或遵医嘱。

【处方应付】写煅鹿角付煅鹿角。

【贮藏】置干燥处。

鹿茸　ཤ་བའི་འཕོག་ར།
Lurong　夏贝保拉
CERVI CORNU PANTOTRICHUM

【处方用名】炒鹿茸。

【来源】本品为鹿科动物梅花鹿*Cervus nippon* Temminck或马鹿*Cervus elaphus* Linnaeus的雄鹿未骨化密生茸毛的幼角。夏、秋二季锯取，经加工后，阴干或烘干。

【炮制】取净鹿茸片，用小火炒至切面颜色加深，放凉，即得。

【性状】本品呈类圆形或不规则形的片状。外周棕褐色，内部灰白色至棕红色，蜂窝状。体轻，质脆。气微腥，味微咸。

【鉴别】本品粉末淡黄棕色或黄棕色。表皮角质层细胞淡黄色至黄棕色，表面颗粒状，凹凸不平。毛茸多碎断，表面由薄而透明的扁平细胞（鳞片）作覆瓦状排列的毛小皮所包围，呈短刺状突起，隐约可见细纵直纹；皮质有棕色或灰棕色色素；毛根常与毛囊相连，基部膨大作撕裂状。骨碎片不规则形，淡黄色或淡灰色，表面有细密的纵向纹理及点状孔隙；骨陷窝较多，类圆形或类梭形，边缘凹凸不平。未骨化骨组织近无色，边缘不整齐，具多数不规则的块状突起物，其间隐约可见条纹。角化梭形细胞多散在，类长圆形，略扁，侧面观梭形，无色或淡黄色，具折光性。

【性味】味甘、咸，化后味甘；性热。

【功能与主治】补血，温肾，养精，滋养骨膜。用于气血不足，肾寒，性功能减退，体虚。

【用法与用量】1～2g。或遵医嘱。

【处方应付】写炒鹿茸付炒鹿茸。

【贮藏】置干燥处。

螺厣　ན་གི

Luoyan　那格

HEMIFUSI SQUAMA

【处方用名】制螺厣。

【来源】本品为盔螺科动物管角螺 *Hemifusus tuba* Gmelin或田螺科动物中国圆田螺 *Cipangopaludina chinensis*（Gray）等多种螺的厣。全年均可捕捉，捕后置沸水中烫死，取厣，晒干。

【炮制】取净螺厣，加青稞酒没过螺厣，浸泡过夜，取出，用酥油炒至酥脆，出锅，沥去酥油，放凉，即得。

每净螺厣100kg，用酥油5～10kg。

【性状】本品呈长卵圆形、梨形的片状，较厚，前端尖。表面棕色或黄棕色，较粗糙，核位于前端外侧，同心环生长线明显，皱褶状。角质，质酥脆。具酥油香气，味微甘、咸。

【性味】味辛，化后味苦；性凉。

【功能与主治】清热。用于热病，骨热病。

【用法与用量】3～6g。或遵医嘱。

【处方应付】写制螺厣付制螺厣。

【贮藏】置干燥处。

驴血 བོང་ཁྲག
Lüxue 旺查合

EQUI SANGUIS

【处方用名】驴血、旺查合。

【来源】本品为马科动物驴 *Equus asinus* Linnaeus 的干燥血液。宰杀时收集血液，置容器中，干燥。

【炮制】取原药材，除去杂质，砸成小块，即得。

【性状】本品呈不规则的块状。表面褐色至黑褐色，略有光泽。断面较平坦，具孔隙。体轻，质脆。气微腥，味咸。

【性味】味甘，化后味甘；性平。

【功能与主治】祛风，干黄水。用于痛风，痹症，黄水病。

【用法与用量】20～50g。或遵医嘱。

【处方应付】写驴血、旺查合付驴血。

【贮藏】置干燥处。

牦牛角 གཡག་རོད་ར།
Maoniujiao 亚果热

BOS CORUN

【处方用名】 牦牛角、亚果热、砂烫牦牛角、煅牦牛角。

【来源】 本品为牛科动物牦牛 *Bos grunniens* Linnaeus的角。宰杀后锯取其角，除去角塞，晒干。

【炮制】 **牦牛角** 取原药材，除去杂质，劈成条状或镑片。

砂烫牦牛角 取细砂，置锅内，用大火加热，炒至滑利状态，加入净牦牛角条或片，炒至有蛋白质特殊气味逸出，筛去细砂，放凉，即得。

煅牦牛角 取净牦牛角条或片，闷煅成炭，放凉，即得。

【性状】 **牦牛角** 本品呈不规则的条状或片状。黑褐色至棕黑色。质韧，不易折断。气微，味淡。

砂烫牦牛角 具蛋白质特异香气。

煅牦牛角 质脆。

【性味】 味涩、咸，化后味苦；性热、锐。

【功能与主治】 驱寒，温胃，消痞。砂烫用于胃病，痞瘤。煅制用于培根病，肉瘿病。

【用法与用量】 3～6g。或遵医嘱。

【处方应付】 写牦牛角、亚果热付牦牛角；写砂烫牦牛角付砂烫牦牛角；写煅牦牛角付煅牦牛角。

【贮藏】 置干燥处。

牦牛心 གཡག་སྙིང་། Maoniuxin 亚宁 BOS COR

【处方用名】牦牛心、牛心、亚宁。

【来源】本品为牛科动物牦牛 *Bos grunniens* Linnaeus 的干燥心脏。宰杀后取其心脏，切块，阴干。

【炮制】取原药材，除去杂质，即得。

【性状】本品呈不规则的块状。表面黑褐色。体轻，不易折断。断面肌纤维交错排列。气腥，味淡。

【性味】味甘，化后味甘；性平。

【功能与主治】抑隆，镇静安神。用于隆病，心绞痛，宁隆病，心悸，失眠等。

【用法与用量】3～6g。或遵医嘱。

【处方应付】写牦牛心、牛心、亚宁付牦牛心。

【贮藏】置干燥处。

螃蟹　　ཐིག་སྲིན།
Pangxie　　地森

ERIOCHEIRIS SEU POTAMI

【处方用名】螃蟹、地森、制螃蟹。

【来源】本品为蟹科动物中华绒毛螯蟹 *Eriocheir sinensis* H. Miline-Edwalds.、溪蟹 *Potamon*（*Potamon*）*denticulata* 或云南溪蟹 *Potamon*（*Potamon*）*yunnanensis* Kemp. 的干燥体。夏、秋二季捕捉，洗净沙土，置开水中烫死，晒干或烘干。

【炮制】**螃蟹**　取原药材，除去杂质，即得。

制螃蟹　取净螃蟹，加入适量的水，浸泡，煎煮1～2小时，过滤，弃去滤液，再加入适量的青稞酒没过螃蟹，浸泡16～24小时，过滤，弃去滤液，用水清洗至无酒味，干燥；或加入适量的青稞酒研磨，捏成扁圆形，干燥，即得。

【性状】**中华绒毛螯蟹**　本品呈扁圆形或不规则的碎块状，完整者圆方形或扁椭圆形，具5对足。头胸甲背面红棕色或暗褐色，光滑或稍粗糙，隆起。胃区前有6个对称的突起。胃区与心区分界明显。额宽，分4齿，前面上侧有眼1对。腹甲黄白色，分节，中部有脐5节，雄性脐尖形，雌性脐圆形，脐前一节为两侧共有，两侧各有4大节与4小节。第一对螯足强大有刚毛，其余4对为横行的步足，指节均具毛，淡黄色或淡红色。质脆，易碎。气腥，味淡。

溪蟹、云南溪蟹　中胃区与心区之间有明显的“H”形沟。指节光滑无毛。两指内缘具不规则齿。腕节前缘有小齿，前节的背腹缘均具小刺，指节周围具棘。

制螃蟹　呈扁圆形或碎块状。淡黄色至橙红色。

【性味】味甘、辛，化后味甘；性热。

【功能与主治】补肾，利尿，舒筋。用于肾病，水肿，小便不利，瘟病，肌肉痉挛等。

【用法与用量】3～9g。或遵医嘱。

【处方应付】写螃蟹、地森付螃蟹；写制螃蟹付制螃蟹。

【贮藏】置干燥处。

全蝎 ཐེག་པ།
Quanxie 蒂巴

SCORPIO

【处方用名】制全蝎。

【来源】本品为钳蝎科动物东亚钳蝎 *Buthus martensii* Karsch 的干燥体。春末至秋初捕捉，除去泥沙，置沸水或沸盐水中，煮至全身僵硬，捞出，置通风处，阴干。

【炮制】取净全蝎，加入青稞酒、人工麝香等适量，浸泡2～3天，倾去青稞酒，用水清洗，干燥，即得。

每净全蝎100kg，用青稞酒300～400kg。

【性状】本品头胸部与前腹部呈扁平长椭圆形，后腹部呈尾状。完整者头胸部前有一对短小的螯肢及一对较大的钳状脚须，形似蝎螯，背面覆有梯形背甲，腹面有足4对，均为7节，末端各具爪钩2枚。前腹部宽广，共7节，背甲上有5条隆脊线。后腹部6节，末节有锐沟状毒刺，毒刺下方无距。气香、微腥，味微咸。

【性味】味辛，化后味苦；性热。

【功能与主治】镇痉。用于隆病，癫痫，小儿麻痹。

【用法与用量】3～6g。或遵医嘱。

【处方应付】写制全蝎付制全蝎。

【注意】孕妇禁用。

【贮藏】置干燥处，防蛀。

珊瑚　　ཟླ་ཅ། Shanhu　　许如

CORALLII RUBRA

【处方用名】制珊瑚。

【来源】本品为矶花科动物桃色珊瑚 *Corallium japonicum* Kishinouye 等珊瑚虫分泌的石灰质骨骼。全年均可采收，除去杂质，洗净，干燥。

【炮制】取火硝、骨碎补、榜嘎、诃子等适量，加水适量煎煮2～4小时，过滤，取破碎后的净珊瑚加入滤液，煎煮4～6小时，倾去煎液，加入青稞酒适量及水60～80kg煎煮，保持微沸2～3小时，倾去煎液，再加水100kg煎煮，倾去煎液，用水清洗，干燥，即得。

每净珊瑚100kg，用火硝4～6kg，骨碎补1～2kg，榜嘎1～2kg，诃子0.2～0.5kg，青稞酒20～40kg。

【性状】本品呈不规则的颗粒状。表面浅粉色至暗红色，有纵纹，部分具空洞。质硬，不易折断。气微，味淡。

【性味】味涩、甘，化后味苦；性凉。

【功能与主治】清热解毒，活血通络。用于肝热，脉热，毒热。

【用法与用量】0.5～1g。或遵医嘱。

【处方应付】写制珊瑚付制珊瑚。

【贮藏】置干燥处。

水牛角 མ་ཧེའི་རུ།
Shuiniujiao 玛亥热
BUBALI CORNU

【处方用名】砂烫水牛角。

【来源】本品为牛科动物水牛 *Bubalus bubalis* Linnaeus的角。宰杀后锯取其角，除去角塞，干燥。

【炮制】取细砂，置锅内，用大火加热，炒至滑利状态，加入净水牛角条或片，炒至可随意折断，出锅，筛去细砂，放凉，即得。

【性状】本品呈不规则的条状或片状。表面棕黑色或灰黑色，少数白色、棕色。质硬而脆。气微腥，味淡。

【性味】味涩、微咸，化后味苦；性凉、锐。

【功能与主治】清热解毒，利水消肿。用于陈旧性热病，水肿等。

【用法与用量】15～30g。或遵医嘱。

【处方应付】写砂烫水牛角付砂烫水牛角。

【贮藏】置干燥处。

水獭粪　སྲམ་བྲུན།

Shuitafen　萨姆准

LUTRAE FAECES

【处方用名】煅水獭粪、水獭粪炭。

【来源】本品为鼬科动物水獭*Lutra lutra* Linnaeus的干燥粪便。全年均可采集，除去杂质，干燥。

【炮制】取净水獭粪，闷煅成炭，放凉，即得。

【性状】本品呈不规则的颗粒状或块状。黑褐色至深黑色。质松脆。气微，味苦。

【性味】味微咸，化后味甘；性热。

【功能与主治】干腹水，清热解毒。用于水肿，中毒症，妇科诸症。

【用法与用量】1～3g。或遵医嘱。

【处方应付】写煅水獭粪、水獭粪炭付煅水獭粪。

【贮藏】置干燥处。

兔心 རི་བོང་སྙིང་། Tuxin 日旺娘

LEPORIS COR

【处方用名】 兔心、日旺娘。

【来源】 本品为兔科动物兔 *Lepus oiostolus* Hodgosn 的干燥心脏。宰杀后取其心脏，除去血液，阴干。

【炮制】 取原药材，除去杂质，即得。

【性状】 本品呈心形、类圆形。表面灰棕色至棕褐色。体轻。断面棕色，颗粒状，中间有黑褐色空腔。气腥。

【性味】 味甘、涩，化后味甘；性热。

【功能与主治】 养心安神。用于癔病，癫狂，昏迷，中风，心律不齐，心痛等。

【用法与用量】 1.5～2g。或遵医嘱。

【处方应付】 写兔心、日旺娘付兔心。

【贮藏】 置干燥处。

五灵脂膏　　བྲག་ཞུན་ཁཎྜ།

Wulingzhigao　　渣驯坎扎

TROGOPTERORI FAECES EXTRACT

【处方用名】五灵脂膏、渣驯坎扎。

【来源】本品为鼯鼠科动物复齿鼯鼠 *Trogopterus xanthipes* Minlne-Edwards 的干燥粪便的水煎膏。

【炮制】取净五灵脂，破碎成大小适宜的块，加入2～5倍量的水，搅拌，浸泡3～4天，取上清液备用，沉淀继续加2～4倍量的水，搅拌，浸泡2次，每次1～2天，取上清液，合并上清液，浓缩至相对密度为1.0～1.1的清膏，即得。

【性状】本品呈膏状。棕褐色至黑褐色。用水浸润后以手拭之，将手染成淡褐色。具特殊腥臭味，味苦。

【检查】微生物限度　应符合流浸膏与浸膏剂项下有关的各项规定（中国药典通则0189）。

【性味】味甘、微苦，化后味甘；性凉。

【功能与主治】清热解毒，调和三因，滋补强身。用于钦彩，楷彩，木布病，胃、肝、肠、肾等热性病，痛风，眼病，热性水肿。

【用法与用量】2～3g。或遵医嘱。

【处方应付】写五灵脂膏、渣驯坎扎付五灵脂膏。

【贮藏】置干燥处。

鱼骨 ཉ་རུས།

Yugu 尼热

CTENOPHARYNGODON OS

【处方用名】煅鱼骨。

【来源】本品为鲤科动物草鱼 *Ctenopharyngodon idellus* Cuvier et Valenciennes 或裸腹叶须鱼 *Ptychobarbus kaznakovi* Nikolsky 等多种鱼的骨骼。捕杀后除去肉和内脏，晾干。

【炮制】取净鱼骨，明煅至灰白色，无光泽，放凉，即得。

【性状】本品呈不规则的棒状或篦刺状。灰白色，无光泽。质脆。气微，味淡。

【性味】味涩，化后味苦；性热。

【功能与主治】利水消肿，解毒。用于浮肿，中毒症，痼疾。

【用法与用量】3～6g。或遵医嘱。

【处方应付】写煅鱼骨付煅鱼骨。

【贮藏】置干燥处。

渣驯 བྲག་ཞུན།

Zhaxun 渣驯

TROGOPTERUS OCHOTONAE FAECES

【处方用名】渣驯、岩精。

【来源】本品为含金、银、铜、铁等多种元素的岩隙中流出来的汁液和鼯鼠科动物橙足鼯鼠 *Trogopterus xanthipes* Milne-Eduards 或鼠兔科动物红耳鼠兔 *Ochotona erythrotis* Buchner 进食该汁液后排泄物的混合物。全年均可采集，除去杂质，晒干。

【炮制】取原药材，除去杂质，破碎成大小适宜的块，即得。

【性状】本品呈不规则的块状。表面灰褐色至黑褐色，有的具有光泽。质较硬。断面黄褐色，显纤维粉末状或细颗粒状。微臭，味苦、涩。

【性味】味甘、苦，化后味甘；性凉。

【功能与主治】清热解毒，调和三因，滋补强身。用于钦彩，楷彩，木布病，胃、肝、肠、肾等热性病，痛风，眼病，热性水肿，虚弱劳损。

【用法与用量】2～3g。或遵医嘱。

【处方应付】写渣驯、岩精付渣驯。

【贮藏】置干燥处。

渣驯膏　བྲག་ཞུན་ཁ་རྩི།

Zhaxungao　渣驯坎扎

OCHOTONAE ERYTHROTIS FAECES EXTRACT

【处方用名】 渣驯膏、岩精膏、渣驯坎扎。

【来源】 本品为含金、银、铜、铁等多种元素的岩隙中流出来的汁液和鼯鼠科动物橙足鼯鼠 *Trogopterus xanthipes* Milne-Eduards、鼠兔科动物红耳鼠兔 *Ochotona erythrotis* Buchner 进食该汁液后排泄物的混合物的水煎膏。

【炮制】 取净渣驯，破碎成大小适宜的块，加入2～5倍量的水，搅拌，浸泡3～4天，取上清液备用，沉淀继续加2～4倍量的水，搅拌，浸泡2次，每次1～2天，取上清液，合并上清液，浓缩，即得。

【性状】 本品呈膏状。棕褐色至黑褐色。用水浸润后以手拭之，将手染成淡褐色。具特殊腥臭味，味苦。

【检查】 **水分**　应为20.0%～30.0%（中国药典通则0832第二法）。

微生物限度　应符合流浸膏与浸膏剂项下有关的各项规定（中国药典通则0189）。

【性味】 味甘、微苦，化后味甘；性凉。

【功能与主治】 清热解毒，调和三因，滋补强身。用于钦彩，楷彩，木布病，胃、肝、肠、肾等热性病，痛风，眼病，热性水肿，虚弱劳损。

【用法与用量】 2～3g。或遵医嘱。

【处方应付】 写渣驯膏、岩精膏、渣驯坎扎付渣驯膏。

【贮藏】 置干燥处。

珍珠　　མུ་ཏིག
Zhenzhu　　木蒂

MARGARITA

【处方用名】制珍珠。

【来源】本品为珍珠贝科动物马氏珍珠贝 *Pteria martensii* （Dunker）、蚌科动物三角帆蚌 *Hyriopsis cumingii* （Lea）或褶纹冠蚌 *Cristaria plicata* （Leach）等双壳类动物等受刺激形成的珍珠。捕捞后取出，洗净，干燥。

【炮制】取火硝、骨碎补、榜嘎、诃子等适量，加水适量煎煮2～4小时，过滤，取破碎后的净珍珠加入滤液，煎煮4～6小时，倾去煎液，加入青稞酒适量及水60～80kg煎煮，保持微沸2～3小时，倾去煎液，再加水100kg煎煮，倾去煎液，用水清洗，干燥，即得。

每净珍珠100kg，用火硝4～6kg，骨碎补1～2kg，榜嘎1～2kg，诃子0.2～0.5kg，青稞酒20～40kg。

【性状】本品呈不规则的颗粒状。破碎面可见层纹或波状纹理。质硬。气微，味淡。

【性味】味涩，化后味苦；性凉。

【功能与主治】安神定惊，明目消翳，解毒生肌。用于白脉病，脑震荡，四肢麻木，神经衰弱，目生翳障，中毒症等。

【用法与用量】0.1～0.3g。或遵医嘱。

【处方应付】写制珍珠付制珍珠。

【贮藏】置干燥处。

珍珠母 ཉ་ཕྱིས།
Zhenzhumu 尼阿西

MARGARITIFERA CONCHA

【处方用名】 制珍珠母。

【来源】 本品为蚌科动物三角帆蚌 *Hyriopsis cumingii* （Lea）、褶纹冠蚌 *Cristaria plicata* （Leach）或珍珠贝科动物马氏珍珠贝 *Pteria martensii* （Dunker）的贝壳。捕捞后除去肉，洗净，干燥。

【炮制】 取火硝、骨碎补、榜嘎、诃子等适量，加水适量煎煮2～4小时，过滤，取破碎后的净珍珠母加入滤液，煎煮4～6小时，倾去煎液，加入青稞酒适量及水60～80kg煎煮，保持微沸2～3小时，倾去煎液，再加水100kg煎煮，倾去煎液，用水清洗，干燥，即得。

每净珍珠母100kg，用火硝4～6kg，骨碎补1～2kg，榜嘎1～2kg，诃子0.2～0.5kg，青稞酒20～40kg。

【性状】 本品呈不规则的碎块状或颗粒状。表面浅褐色至深褐色，不平整，具明显的颗粒性，有的呈层状结构。质硬。气微，味淡。

【性味】 味涩，化后味苦；性微凉。

【功能与主治】 安神定惊，解毒生肌。用于白脉病，脑震荡，肢体麻木，瘫痪，神经衰弱，中毒症等。

【用法与用量】 10～25g。或遵医嘱。

【处方应付】 写制珍珠母付制珍珠母。

【贮藏】 置干燥处。

猪血 ཕག་ཁྲག
Zhuxue 帕岔

SUIS HAEMA

【处方用名】猪血、帕岔。

【来源】本品为猪科动物猪*Sus scrofa domestica* Brisson的干燥血液。宰杀时收集血液，置容器中，阴干。

【炮制】取原药材，除去杂质，砸成碎块，即得。

【性状】本品呈不规则的碎块状。表面褐色，略有光泽。质松脆。气微腥，味涩、咸。

【性味】味涩，化后味苦；性凉。

【功能与主治】解毒，愈伤。用于中毒症，木布病，胃溃疡，背和肝区疼痛等。

【用法与用量】6～9g。或遵医嘱。

【处方应付】写猪血、帕岔付猪血。

【贮藏】置干燥处。

紫草茸 རྒྱ་སྐྱེགས།

Zicaorong 加杰

LACCA

【处方用名】紫草茸、加杰。

【来源】本品为胶蚧科动物紫胶虫 *Laccifer lacca* Kerr. 的雌体寄生于豆科檀属 *Dalbergia* L.f. 或梧桐科火绳树属 *Eriolaenea* DC. 等为主的多种植物的树干上所分泌的胶质物。7～8月将紫胶连枝剪下，取胶去枝，干燥。

【炮制】取原药材，除去杂质，破碎，即得。

【性状】本品呈不规则的块状。表面红黄色或紫褐色，凹凸不平，有皱纹、小虫眼及孔隙，一面凹入呈沟状，边缘钝圆。质硬而脆。断面可见放射状排列的长圆形虫窝，其内常见白色粉末或紫黑色虫体。气微，味微涩。

【鉴别】本品遇热即软化熔解，并放出大量气泡而体积膨胀；燃烧时产生黑烟和特异臭味。

【性味】味甘、咸，化后味甘；性平。

【功能与主治】清热解毒，活血化瘀，止血愈疮。用于紊乱热，扩散热，洛彩，楷彩，肿毒恶疮，瘀血不化等。

【用法与用量】1.5～6g。或遵医嘱。

【处方应付】写紫草茸、加杰付紫草茸。

【贮藏】置干燥处。

矿物药

白矾　དཀར་ཚུར། Baifan　达措尔

ALUMEN

【处方用名】炒白矾。

【来源】本品为硫酸盐类矿物明矾石族明矾石经加工精制而成，主含含水硫酸铝钾[$KAl(SO_4)_2 \cdot 12H_2O$]。

【炮制】取净白矾，用小火炒至酥脆，放凉，即得。

【性状】本品呈不规则的块状或颗粒状。白色或淡黄白色。质酥脆，手捻易碎。气微，味微酸、微甘而极涩。

【鉴别】本品水溶液显铝盐、钾盐与硫酸盐（中国药典通则0301）的鉴别反应。

【检查】**铵盐**　取本品约0.1g，精密称定，照氮测定法（中国药典通则0704第二法或第三法，无需消解）测定，含铵盐以总氮（N）计，不得过0.3%。

铜盐与锌盐　取本品1g，加水100ml与稍过量的氨试液，煮沸，滤过，滤液不得显蓝色；滤液中加醋酸使成酸性后，再加硫化氢试液，不得产生浑浊。

铁盐　取本品0.35g，加水20ml使溶解，加硝酸2滴，煮沸5分钟，滴加氢氧化钠试液中和至微显浑浊，加稀盐酸1ml、亚铁氰化钾试液1ml与水适量使成50ml，摇匀，1小时内不得显蓝色。

重金属　取本品1g，加稀醋酸2ml与水适量使溶解成25ml，照重金属检查法（中国药典通则0821第一法）测定，含重金属不得过20mg/kg。

【性味】味酸、涩、咸，化后味酸；性平。

【功能与主治】止血止泻，清腐愈疮；外用解毒杀虫，燥湿止痒。用于骨病创伤，久泻不止，便血，崩漏；外治湿疹，疥癣，脱肛，痔疮，皮肤瘙痒，阴痒带下，口腔诸症。

【用法与用量】0.6～1.5g。或遵医嘱。外用适量，研末调敷或化水洗患处。

【处方应付】写炒白矾付炒白矾。

【贮藏】置干燥处。

磁石　　ཁབ་ལེན།
Cishi　　卡林

MAGNETITUM

【处方用名】制磁石。

【来源】本品为氧化物类矿物尖晶石族磁铁矿，主含四氧化三铁（Fe_3O_4）。采挖后，除去杂石。

【炮制】取火硝、榜嘎等适量，加水适量浸泡1～2小时，煮沸后保持微沸2～4小时，过滤，取破碎后的净磁石加入滤液，煎煮4～6小时，倾去煎液，用水清洗，干燥，即得。

每净磁石100kg，用火硝4～6kg，榜嘎1～2kg。

【性状】本品呈不规则的颗粒状或粉末状。表面黑色或棕褐色，有金属光泽。体重，质硬。破断面不整齐。具磁性。气微，味淡。

【性味】味涩，化后味苦；性凉、锐、润。

【功能与主治】安神开窍。用于中风，神志紊乱，脑部创伤等。

【用法与用量】9～30g。或遵医嘱。

【处方应付】写制磁石付制磁石。

【贮藏】置干燥处。

代赭石　　 སྨུག་པོ་སྤལ་རྒྱབ།
Daizheshi　　木保贝加

HAEMATITUM

【处方用名】制代赭石、制赭石。

【来源】本品为氧化物类矿物刚玉族赤铁矿，主含三氧化二铁（Fe_2O_3）。采挖后，除去杂石。

【炮制】取火硝、榜嘎等适量，加水适量浸泡1～2小时，煮沸后保持微沸2～4小时，过滤，取破碎后的净代赭石加入滤液，煎煮4～6小时，倾去煎液，用水清洗，干燥，即得。

每净代赭石100kg，用火硝4～6kg，榜嘎1～2kg。

【性状】本品呈不规则的颗粒状或粉末状。表面棕红色或灰黑色。体重，质坚硬，不易破碎。断面层叠状。无臭，无味。

【性味】味甘、涩，化后味甘；性热。

【功能与主治】干黄水，化脓，接骨，滋养骨膜。用于黄水病，跌打损伤引起的骨伤、骨折、骨热，脑外伤，伤口化脓等。

【用法与用量】9～30g。或遵医嘱。

【处方应付】写制代赭石、制赭石付制代赭石。

【贮藏】置干燥处。

光明盐　ཀྱམ་ཚྭ།

Guangmingyan　加木察

LIGHT HALITIUM

【处方用名】制光明盐。

【来源】本品为卤化物类矿物石盐族石盐，主含氯化钠（NaCl）。采挖后，除去杂石。

【炮制】取净光明盐，破碎成小块，用小火炒至发出爆鸣声，透明度降低，放凉，即得。

【性状】本品呈颗粒状或碎块状。青白色至暗白色或略带黄色，略半透明，具玻璃光泽。质硬脆。气微，味咸。

【鉴别】本品水溶液显钠盐、氯化物（中国药典通则0301）的鉴别反应。

【性味】味咸，化后味甘；性热。

【功能与主治】除寒健胃，驱风。用于寒性培隆病，胃寒引起的消化不良。

【用法与用量】3～5g。或遵医嘱。

【处方应付】写制光明盐付制光明盐。

【贮藏】置干燥处。

寒水石 ཅོང་ཞི Hanshuishi 君西

GYPSUM RUBRUM SEU CALCITUM

【处方用名】 煅寒水石、平制寒水石、热制寒水石、炒寒水石、盐制寒水石、滋制寒水石、奶制寒水石。

【来源】 本品为硫酸盐类矿物硬石膏族红石膏，主含含水硫酸钙（$CaSO_4 \cdot 2H_2O$），称北寒水石；或为碳酸盐类矿物方解石族方解石，主含碳酸钙（$CaCO_3$），称南寒水石。采挖后，除去杂石。

【炮制】煅寒水石 取净寒水石，破碎成适宜大小的块，明煅至酥脆，放凉，即得。

平制寒水石 取煅寒水石，投入达拉水中浸泡，取出，干燥，即得。

热制寒水石 取净寒水石，破碎成适宜大小的块。取榜嘎、火硝等适量，加水适量煎煮2～4小时，过滤，取破碎后的净寒水石加入滤液，煎煮4～6小时，冷却后浸泡过夜，倾去煎煮液，用水清洗，干燥，即得。

每净寒水石100kg，用火硝4～6kg，榜嘎1～2kg。

炒寒水石 取热制寒水石，用小火炒至发烫，加青稞酒没过寒水石，加盖密闭，冷却后倾去青稞酒，干燥，即得。

盐制寒水石 取热制寒水石，加入适量的盐水炒至发烫，加入青稞酒没过寒水石，加盖密闭，冷却后倾去青稞酒，干燥，即得。

每净热制寒水石100kg，用盐水50～100kg。

滋制寒水石 取热制寒水石，加入适量的牛奶，小火煮至牛奶完全吸干，干燥，即得。

每净热制寒水石100 kg，用牛奶50～100kg。

奶制寒水石 取煅寒水石或热制寒水石，粉碎，加入适量的牛奶搅拌至吸干，干燥，即得。

每净煅寒水石或热制寒水石100kg，用牛奶50～100kg。

【性状】煅寒水石 本品呈不规则的块状或颗粒状。白色至灰白色，表面凹凸不平。质酥脆易碎，捻之成粉。气微，味淡。

平制寒水石 白色至灰白色，表面凹凸不平。质硬脆易碎。气微，味淡。

热制寒水石 白色至黄白色，偶见淡红色，半透明或不透明。质坚硬。气微，味淡。

炒寒水石 白色至黄白色，偶见淡红色，半透明或不透明。质坚硬。略具酒香气，味淡。

盐制寒水石 白色至黄白色，偶见淡红色，半透明或不透明。质坚硬。气微，味微咸。

滋制寒水石 乳白色至黄白色，偶见粉红色。具奶香气，味淡。

奶制寒水石 白色至黄白色。具奶香气，味淡。

【性味】煅寒水石 味辛、酸，化后味苦；性热。

平制寒水石 味甘、微酸，化后味甘；性平。

热制寒水石 味甘、涩，化后味甘；性平。

炒寒水石 味甘、涩、微酸，化后味甘；性热。

盐制寒水石 味甘、涩、咸，化后味甘；性热。

滋制寒水石 味甘、涩，化后味甘；性热、润、重。

奶制寒水石 味甘、涩，化后味甘；性凉。

【功能与主治】煅寒水石 健胃消食，消痞，止泻。用于消化不良，胃痞，钾脂等。

平制寒水石 清热，健胃消食，止泻。用于消化不良，腹泻，木布病。

热制寒水石 健胃，化痰，止泻，清培根热，滋养骨膜。用于胃病，木布病，消化不良，泛酸，骨折，培查病等。

炒寒水石 健胃，化痰，止泻。用于木布病，消化不良及其引起的腹泻、腹痛、肠胃绞痛，寒性胃病，痞瘤等。

盐制寒水石 健胃，化痰，止泻。用于寒性胃病，消化不良及其引起的腹泻等。

滋制寒水石 滋补强身，益精补肾，滋养骨膜。用于体虚衰弱，消化不良，外伤等。

奶制寒水石 清热解毒。用于中毒症，木布病，隐伏热，陈旧热，创伤热，紊乱热，寒热相克，森病，黄水病，痞瘤等。

【用法与用量】 9～15 g。或遵医嘱。

【处方应付】 写煅寒水石付煅寒水石；写平制寒水石付平制寒水石；写热制寒水石付热制寒水石；写炒寒水石付炒寒水石；写盐制寒水石付盐制寒水石；写滋制寒水石付滋制寒水石；写奶制寒水石付奶制寒水石。

【贮藏】 置干燥处。

【备注】达拉水 牛奶制作酥油后，除去曲拉后所剩的酸水。

滑石 ན་ཤིག
Huashi 哈秀

TALCUM

【处方用名】制滑石。

【来源】本品为硅酸盐类矿物滑石族滑石，主含含水硅酸镁［$Mg_3(Si_4O_{10})(OH)_2$］。采挖后，除去杂石。

【炮制】取火硝、榜嘎等适量，加水适量浸泡1～2小时，煮沸后保持微沸2～4小时，过滤，取破碎后的净滑石加入滤液，煎煮4～6小时，倾去煎液，用水清洗，干燥，即得。

每净滑石100kg，用火硝4～6kg，榜嘎1～2kg。

【性状】本品呈不规则的块状。表面黄白色或灰白色。体重。无吸湿性，捻之有滑润感。气微，味淡。

【性味】味甘、涩，化后味甘；性凉。

【功能与主治】清热通络。用于创伤性炎症，沙眼，眼翳等。

【用法与用量】10～20g。或遵医嘱。

【处方应付】写制滑石付制滑石。

【贮藏】置干燥处。

火硝　　ཟེ་ཚྭ།

Huoxiao　　赛察

NITROUM

【处方用名】炒火硝、炒硝石。

【来源】本品为硝酸盐类矿物钠钾石族钾硝石，主含硝酸钾（KNO_3）。采挖后，除去杂石。

【炮制】取净火硝，用小火炒至蓬松状，放凉，即得。

【性状】本品呈粉末状。白色，具玻璃样光泽或无。无臭，味苦。

【鉴别】（1）本品水溶液显钾盐、硝酸盐（中国药典通则0301）的鉴别反应。

（2）本品燃烧熔融而爆发，并产生紫色火焰。

【性味】味咸，化后味甘；性热。

【功能与主治】消石，灭森。用于结石病，森病，皮肤病等。

【用法与用量】1.5～3g。或遵医嘱。

【处方应付】写炒火硝、炒硝石付炒火硝。

【贮藏】置干燥处。

碱花 བུལ་ཏོག
Jianhua 浦多

TRONAE

【处方用名】炒碱花。

【来源】本品为硫酸盐类矿物苏打石水碱族天然碱，主含碳酸钠（Na_2CO_3）。采挖后，除去杂石。

【炮制】取净碱花，破碎成小块，用小火炒干，放凉，即得。

【性状】本品呈碎块状或粉末状。类白色至淡黄褐色。体轻。无臭，味咸苦。

【鉴别】本品水溶液显钠盐、碳酸盐（中国药典通则0301）的鉴别反应。

【性味】味苦、甘、咸，化后味苦；性微热、重、锐。

【功能与主治】解毒排脓，消食化痰，驱森通便。用于培根胃胀，消化不良，疮疡，森病，中毒性肝炎，大便不利。

【用法与用量】0.6～1.8g。或遵医嘱。

【处方应付】写炒碱花付炒碱花。

【贮藏】置干燥处。

金礞石　　གསེར་གྱི་ཕྱེ་མ།

Jinmengshi　　赛吉协玛

MICAE LAPIS AUREUS

【处方用名】煅金礞石。

【来源】本品为变质岩类矿物蛭石片岩或水黑云母片岩。采挖后，除去杂石。

【炮制】取净金礞石，明煅至红透，放凉，即得。

【性状】本品呈不规则的颗粒状或鳞片状。表面黄色至金黄色，具金黄色光泽。体轻，质脆易碎。具滑腻感。气微，味淡。

【性味】味咸，化后味甘；性热。

【功能与主治】补肾，利尿。用于肾虚，尿闭症等。

【用法与用量】3～6g。或遵医嘱。

【处方应付】写煅金礞石付煅金礞石。

【贮藏】置干燥处。

龙骨 འབྲུག་རུས། Longgu 周日

OS DRACONIS

【处方用名】制龙骨。

【来源】本品为古代哺乳动物三趾马、犀类、鹿类、牛类、象类等的骨骼化石或象类的门齿化石。采挖后，除去杂石。

【炮制】取净龙骨，破碎，加适量的水煎煮，保持微沸3～5小时，倾去煎液，用水清洗，干燥，即得。

【性状】本品呈不规则的块状。表面白色、灰白色或黄褐色，无光泽，凹凸不平，有的具蜂窝状空洞。质硬。气微，味淡。

【性味】味涩，化后味苦；性热。

【功能与主治】消炎接骨，去腐生肌，镇痛。用于骨折，骨折引起的创口腐烂，头痛，腹痛，淋巴肿大等。

【用法与用量】15～30g。或遵医嘱。

【处方应付】写制龙骨付制龙骨。

【贮藏】置干燥处。

炉甘石 གངས་ཐིགས།
Luganshi 刚透

CALAMINA

【处方用名】制炉甘石。

【来源】本品为碳酸盐类矿物方解石族菱锌矿，主含碳酸锌（$ZnCO_3$）。采挖后，除去杂石。

【炮制】取火硝、榜嘎等适量，加水适量浸泡1～2小时，煮沸后保持微沸2～4小时，过滤，取破碎后的净炉甘石加入滤液，煎煮4～6小时，倾去煎液，用水清洗，干燥，即得。

每净炉甘石100kg，用火硝4～6kg，榜嘎1～2kg。

【性状】本品呈不规则的块状。灰白色至土黄色。气微，味淡。

【性味】味甘，化后味甘；性凉。

【功能与主治】清热疏肝。用于肝热，肝炎。

【用法与用量】1～3g。或遵医嘱。

【处方应付】写制炉甘石付制炉甘石。

【贮藏】置干燥处。

硇砂 རྒྱ་ཚྭ། Naosha 甲察

SAL AMMONIAC

【处方用名】炒硇砂、炒白硇砂。

【来源】本品为卤化物类矿物硇砂族硇砂矿，主含氯化铵（NH_4Cl）。采挖后，除去杂石。

【炮制】取净硇砂，粉碎，用小火炒至蓬松状，放凉，即得。

【性状】本品呈粉末状。白色至淡黄色。遇水溶解。气微，味咸苦而刺舌。

【鉴别】本品水溶液显铵盐、氯化物（中国药典通则0301）鉴别反应。

【性味】味咸、苦、辛，化后味甘；性热。

【功能与主治】消积软坚，破瘀去翳，灭森，泻脉利尿，排脓去腐。用于森病绞痛，肉积癥瘕，疔疮，痈肿，眼中胬肉，翳障。

【用法与用量】0.3～1g。或遵医嘱。

【处方应付】写炒硇砂、炒白硇砂付炒硇砂。

【贮藏】置干燥处。

脑石　　རྡོ་ཀླད།

Naoshi　　朵列

MAGNESITE

【处方用名】制脑石。

【来源】本品为石英类矿物等多种矿物。采挖后，除去杂石。

【炮制】取火硝、榜嘎等适量，加水适量浸泡1～2小时，煮沸后保持微沸2～4小时，过滤，取破碎后的净脑石加入滤液，煎煮4～6小时，倾去煎液，用水清洗，干燥，即得。

每净脑石100kg，用火硝4～6kg，榜嘎1～2kg。

【性状】本品呈不规则的块状。断面白色或米黄色。质脆。气微，味淡。

【性味】味涩、甘，化后味苦；性热、钝。

【功能与主治】愈伤，生肌。用于脑部创伤。

【用法与用量】9～12g。或遵医嘱。

【处方应付】写制脑石付制脑石。

【贮藏】置干燥处。

硼砂 ཚ་ལ།

Pengsha 察拉

BORACIS

【处方用名】炒硼砂。

【来源】本品为硼酸盐类矿物硼砂族天然硼砂经加工精制而成，主含四硼酸钠（$Na_2B_4O_7 \cdot 10H_2O$）。

【炮制】取净硼砂，用大火炒至全部融化发泡，放凉，即得。

【性状】本品呈不规则的颗粒状或碎片状。白色，不透明，无光泽。体轻。气微，味微甜、咸。

【性味】味甘、咸，化后味甘；性凉。

【功能与主治】愈腐，生肌，化瘀。用于疮疡，黄水病，口疮，消化不良等。

【用法与用量】1.5～3g。或遵医嘱。外用适量，研末撒敷或调敷。

【处方应付】写炒硼砂付炒硼砂。

【注意】慎用，不宜久服。

【贮藏】置干燥处。

青金石　　མུ་མེན།
Qingjinshi　　木敏

LAPISLAZULI

【处方用名】制青金石。

【来源】本品为硅酸盐类矿物钠石族矿石，主含钠钙的铝硅酸盐［$(Na,Ca)_8(AlSiO_4)_6(SO_4,Cl,S)_2$］。采挖后，除去杂石。

【炮制】取火硝、骨碎补、榜嘎、诃子等适量，加水适量煎煮2～4小时，过滤，取破碎后的净青金石加入滤液，煎煮4～6小时，倾去煎液，加入青稞酒适量及水60～80kg煎煮，保持微沸2～3小时，倾去煎液，再加水100kg煎煮，倾去煎液，用水清洗，干燥，即得。

每净青金石100kg，用火硝4～6 kg，骨碎补1～2kg，榜嘎1～2kg，诃子0.2～0.5kg，青稞酒20～40kg。

【性状】本品呈不规则的颗粒状。表面蓝色至蓝紫色，常见金黄色金属点。体重，质硬。

【性味】味涩、甘，化后味苦；性凉。

【功能与主治】清热解毒，干黄水。用于中毒症，黄水病，皮肤病，麻风病等。

【用法与用量】1～2g。或遵医嘱。

【处方应付】写制青金石付制青金石。

【贮藏】置干燥处。

石灰华　ཅུ་གང་།
Shihuihua　居岗
CALCIOSINTI

【处方用名】石灰华、居岗。

【来源】本品为碳酸盐类矿物，主含碳酸钙（$CaCO_3$）。采挖后，除去杂石。

【炮制】取原药材，除去杂质，破碎，即得。

【性状】本品呈不规则的碎块状或粉末状。白色或微黄色，无光泽。体较轻。捏之易成粉，有滑润感。无臭，味微甘。

【鉴别】本品水溶液显钙盐、碳酸盐（中国药典通则0301）的鉴别反应。

【性味】味甘，化后味甘；性凉。

【功能与主治】清肺热，利黄疸。用于洛彩，创伤炎症，热毒附骨，疫疠，黄疸。

【用法与用量】3～6g。或遵医嘱。

【处方应付】写石灰华、居岗付石灰华。

【贮藏】置干燥处。

松石 གཡུ།
Songshi 瑜

TURQUOISIS

【处方用名】制松石、制绿松石。

【来源】本品为含铜水溶液与含氧化铝矿物及含磷矿物的岩石作用沉淀而成的矿物，主含铜铝的含水磷酸盐［$CuAl_6(PO_4)_4(OH)_8 \cdot 4H_2O$］。采挖后，除去杂石。

【炮制】取火硝、骨碎补、榜嘎、诃子等适量，加水适量煎煮2～4小时，过滤，取破碎后的净松石加入滤液，煎煮4～6小时，倾去煎液，加入青稞酒适量及水60～80kg煎煮，保持微沸2～3小时，倾去煎液，再加水100kg煎煮，倾去煎液，用水清洗，干燥，即得。

每净松石100kg，用火硝4～6kg，骨碎补1～2kg，榜嘎1～2kg，诃子0.2～0.5kg，青稞酒20～40kg。

【性状】本品呈不规则的颗粒状。表面蓝绿色至灰绿色，偶见褐色铁线纹。质硬。气微，味淡。

【性味】味涩、甘，化后味苦；性凉。

【功能与主治】清热解毒，保肝。用于肝炎，肝热，中毒症，眼病等。

【用法与用量】3～6g。或遵医嘱。

【处方应付】写制松石、制绿松石付制松石。

【贮藏】置干燥处。

铁屑　　ལྕགས་ཕྱེ།
Tiexie　　吉协

FARINA FERRI

【处方用名】铁屑（诃子制）、铁粉（诃子制）。

【来源】本品为铁和诃子的加工炮制品。

【炮制】取净铁块或丝，加工成小块或碎屑，煅烧至表面发红，冷却。取适量的水柏枝加水煎煮，滤取煎液，加入加工后的铁中，加入适量的水煎煮，倾去煎液，用水清洗数次，加入适量的大青盐与水煎煮，倾去煎液，用水清洗数次，加入适量的诃子肉细粉，混匀，加入热开水，搅拌，放置，阴干，用磁铁吸去未作用的铁屑，研细，过筛，即得。

每净铁屑100kg，用水柏枝50～80kg，大青盐10～20kg，诃子肉300～500kg。

【性状】本品呈粉末状。黑色。气微，味淡。

【性味】味涩，化后味苦；性凉。

【功能与主治】明目，补血，补铁，解毒。用于肝病，浮肿，中毒，热症，黄疸，贫血等。

【用法与用量】1～3g。或遵医嘱。

【处方应付】写铁屑（诃子制）、铁粉（诃子制）付铁屑（诃子制）。

【贮藏】置干燥处。

禹粮土　སེ་རྡོ་ལ།

Yuliangtu　森德拉

LIMONITUM

【处方用名】禹粮土、禹粮石。

【来源】本品为褐铁矿、高岭石、氧化铁、绢云母等组成的红色粘土岩石。采挖后，除去杂石。

【炮制】取净禹粮土，加适量水反复搅拌，倾去漂浮于上层的杂质，滤弃沉渣，取中层乳状液体，静置，倾去上清液，干燥；或干燥后破碎成大小适宜的块。

【性状】本品呈不规则的碎块状或粉末状。碎块表面黄棕色、红棕色至黑褐色，粗糙，无光泽。体重，质脆。断面红褐色至黑褐色，凹凸不平。粉末黄棕色至棕褐色。气微，味淡。

【鉴别】取本品粉末0.1g，加稀盐酸5ml，煮沸1分钟。取上清液1ml，加10%亚铁氰化钾试液1滴，产生黑蓝色沉淀。

【性味】味甘、涩，化后味甘；性润、凉。

【功能与主治】排脓血，干黄水。用于脉热，内伤，烫伤，烧伤，黄水病等。

【用法与用量】1.5～3g。或遵医嘱。

【处方应付】写禹粮土、禹粮石付禹粮土。

【贮藏】置干燥处。

针铁矿　　མདུང་རྩེ་སྨུག་པོ།
Zhentiekuang　　东泽木布

GOETHITUM

【处方用名】制针铁矿。

【来源】本品为碱式氧化亚铁类矿物针铁矿，主含含水三氧化二铁（$F_2O_3 \cdot H_2O$）。采挖后，除去杂石。

【炮制】取火硝、榜嘎等适量，加水适量浸泡1～2小时，煮沸后保持微沸2～4小时，过滤，取破碎后的净针铁矿加入滤液，煎煮4～6小时，倾去煎液，用水清洗，干燥，即得。

每净针铁矿100kg，用火硝4～6kg，榜嘎1～2kg。

【性状】本品呈不规则的颗粒状。表面黄褐色至暗褐色，凹凸不平。质硬而脆。断面不整齐，具金属光泽。气微，味微涩。

【性味】味苦、甘，化后味苦；性凉、锐。

【功能与主治】干黄水，消脓，接骨，滋养骨膜。用于黄水病，跌打损伤引起的骨伤、骨折、骨热，脑外伤，伤口化脓等。

【用法与用量】1.5～2g。或遵医嘱。

【处方应付】写制针铁矿付制针铁矿。

【贮藏】置干燥处。

朱砂 ཚག་ལ་མ།

Zhusha 角拉玛

CINNABARIS

【处方用名】酒炙朱砂。

【来源】本品为硫化物类矿物辰砂族辰砂，主含硫化汞（HgS）。采挖后，选取纯净者，用磁铁吸净含铁的杂质，再用水淘去杂石和泥沙，干燥。

【炮制】取净朱砂，破碎成小颗粒，用小火炒热，喷青稞酒适量，炒至深红色，放凉，即得。

每净朱砂100kg，用青稞酒10～20kg。

【性状】本品呈粉末状或颗粒状。深红色。质重。

【性味】味甘、涩，化后味甘；性微凉。

【功能与主治】滋养骨膜，化瘀排脓。用于脉热，骨折，黄水病等。

【用法与用量】0.1～0.5g。或遵医嘱。

【处方应付】写酒炙朱砂付酒炙朱砂。

【注意】本品有毒，不宜大量服用，也不宜少量久服；孕妇及肝肾功能不全者禁用。

【贮藏】置干燥处。

紫硇砂　　ཁ་རུ་ཚྭ།
Zinaosha　　卡如察
PUERPUREA HALITIUM

【处方用名】 紫硇砂、卡如察。

【来源】 本品为卤化物类矿物石盐族石盐，主含氯化钠（NaCl）。采挖后，除去杂石，晒干。

【炮制】 取原药材，除去杂质，破碎成小块，即得。

【性状】 本品呈不规则的块状。表面紫红色或暗紫色，有棱角或凹凸不平。体重，质硬而脆。断面光滑、光亮。气微，味咸。

【鉴别】 本品水溶液显钠盐、氯化物（中国药典通则0301）的鉴别反应。

【性味】 味咸、辛，化后味苦；性热、重。

【功能与主治】 温胃，消积，通便，消胀。用于培隆病，腹胀腹鸣，食积便秘，噎嗝反胃。

【用法与用量】 3～5g。或遵医嘱。

【处方应付】 写紫硇砂、卡如察付紫硇砂。

【贮藏】 置干燥处。

佐太 བཙོ་ཐལ།

Zuotai 佐太

ZOTAE

【处方用名】佐太、佐塔。

【来源】本品为金属汞（Hydrargyrum）的炮制品。

【炮制】(1) 取水银，加三辛药粉，放入动物皮袋中包囊，扎紧，用手缓慢揉搓（或在球磨机中充分研磨）。除去三辛药粉，分出水银，用水冲洗数次。

（2）取上述所得水银，加碱花、绿矾溶液、光明盐、芒硝等分步研磨，炮制数日。

（3）取上述所得水银，加寒水石、三酸液、奶乳等，分步用小火缓缓煎煮数日。

（4）取上述所得水银，加等量的制硫磺，研磨成灰黑色的粉末，即得。

【性状】本品呈粉末状。灰黑色至黑色。气微，味淡。

【性味】味涩、辛，化后味苦；性平。

【功能与主治】滋补强身，延年益寿，通脉养颜，荣发防老，解毒。用于中风，麻风，痞瘤，炭疽，黄水病，各种中毒症，各种顽固性疾病。

【用法与用量】1g。或遵医嘱。

【处方应付】写佐太、佐塔付佐太。

【贮藏】置干燥处。

附　录

附录1 藏医药名词术语汇总

一、藏医药基础理论术语

1. **三大因素**ཉེས་པ་གསུམ།：隆རླུང་།、赤巴མཁྲིས་པ།、培根བད་ཀན།

2. **隆**རླུང་།：译成汉语是风或气，但其含义比中医的风或气更为广泛。隆的功用是主呼吸、血液循环、肢体活动、五官感觉、大小便排泄、分解食物、输送饮食精微，是维持人体生理活动的动力。隆一旦失调，就会出现心、肺、肝、胃、肠、肾、骨、胆、血液等器官机能的疾病。根据隆所在部位和功能不同，又分为索增隆、紧久隆、恰不欺隆、麦娘姆隆、吐塞隆等五种。

2.1 索增隆སྲོག་འཛིན་རླུང་།：即维持人体生理正常活动，保持命脉正常的隆。如索增隆失调，则引起命脉发病，精神错乱。因此，索增隆是一种神经官能症或精神病。

2.2 紧久隆གྱེན་རྒྱུའི་རླུང་།：即主气血上行的隆。紧久隆的功能是司气、血上行。若紧久隆失调，则出现头痛、头晕、心慌气短、口干舌燥、心悸失眠等症状。因此，紧久隆是高血压或低血压类的冠心病。

2.3 恰不欺隆ཁྱབ་བྱེད་རླུང་།：即普遍存在于全身的一种物质，协调各种隆。

2.4 麦娘姆隆མེ་མཉམ་རླུང་།：即主消化的隆。麦娘姆隆将进食的食物分解成精微与糟粕，精微被人体吸收，使糟粕被排出体外。麦娘姆隆失调则消化系统紊乱。

2.5 吐塞隆ཐུར་སེལ་རླུང་།：即主排泄的隆。将大便、小便和汗排泄到体外。吐塞隆失调则三种排泄物紊乱。

3. **赤巴**མཁྲིས་པ།：译成汉语是胆或火，其含义比中医的胆或火更为广泛。赤巴的主要功能是产生热能，维持体温，增强胃的功能，长气色，壮胆量，生智慧等。根据赤巴的功用分为赤巴觉久、赤巴当己、赤巴朱谢、赤巴同己、赤巴多塞等五种。

3.1 赤巴觉久མཁྲིས་པ་འཇུ་བྱེད།：译成消化赤巴，产生热能，使食物分解成精华与糟粕。

3.2 赤巴当己མཁྲིས་པ་མདངས་སྒྱུར།：译成变色赤巴，存在于肝胆，使精微的色素转变成血液、胆汁、二便等各不相同的颜色。

3.3 赤巴朱谢མཁྲིས་པ་སྒྲུབ་བྱེད།：译成能作赤巴，存在于心脏，支配意识，主心壮胆，生谋划，助骄傲，滋欲望等。

3.4 赤巴同己མཁྲིས་པ་མཐོང་བྱེད། ：译成明视赤巴，存在于眼目，明辨外界的一切颜色。

3.5 赤巴多塞མཁྲིས་པ་མདོག་གསལ། ：译成明色赤巴，存在于皮肤，使皮肤细腻润滑。

4. 培根བད་ཀན། ：译成汉语是涎或水和土。它相当于中医的津、涎，但其含义更为广泛。培根的功能是磨碎食物，增加胃液，使食物消化吸收，司味觉，供人体以营养和输送体液，保持水分，调节人体的瘦胖，使睡眠正常，性情温和等。若培根失调则引起脾、胃、肾的机能紊乱而致病。根据培根存在的部位和功能不同，分为培根登及、培根尼及、培根娘及、培根寸及、培根局尔及等五种。

4.1 培根登及བད་ཀན་རྟེན་བྱེད། ：译成能依培根，存在于胸部，为五种培根之首，培根登及可协调其他四种培根发挥作用，尤其人体缺乏水分时，有调节体液的功能。

4.2 培根尼及བད་ཀན་མྱག་བྱེད། ：译成能化培根，存在于胃部，磨碎食物，有利于分解。

4.3 培根娘及བད་ཀན་མྱོང་བྱེད། ：译成能味培根，主司味觉，存在于舌，辨别食物菜肴之味。

4.4 培根寸及བད་ཀན་ཚིམ་བྱེད། ：译成能足培根，主司感觉，存在于头，使人产生喜、怒、哀、乐和对外接触刺激有反应。

4.5 培根局尔及བད་ཀན་འབྱོར་བྱེད། ：译成能合培根，主司关节机能活动，存在于关节，使各部关节相互有机联系，并能自由伸屈运动。

5. 五源འབྱུང་བ་ལྔ། ：土ས། 、水ཆུ། 、火མེ། 、风རླུང་། 、空ནམ་མཁའ།

6. 药物的六味སྨན་གྱི་རོ་དྲུག་ནི། ：甘མངར་བ། 、酸སྐྱུར་བ། 、咸ལན་ཚྭ་བ། 、苦ཁ་བ། 、辛ཚ་བ། 、涩བསྐ་བ།

7. 三化后味ཞུ་རྗེས་གསུམ། ：甘མངར་བ། 、酸སྐྱུར་བ། 、苦ཁ་བ།

8. 药物的八性ནུས་པ་བརྒྱད་ནི། ：重ལྕི་བ། 、润སྣུམ་པ། 、凉བསིལ་བ། 、钝རྟུལ་བ། 、轻ཡང་བ། 、糙རྩུབ་པ། 、热ཚ་བ། 、锐རྣོ་བ།

9. 药物的十七效ཡོན་ཏན་བཅུ་བདུན་ནི། ：柔འཇམ་པ། 、重ལྕི་བ། 、温དྲོ་བ། 、润སྣུམ་པ། 、稳བརྟན་པ། 、寒གྲང་བ། 、钝རྟུལ་བ། 、凉བསིལ་བ། 、软མཉེན་པ། 、稀སླ་བ། 、燥སྐམ་པ། 、干སྐྱ་བ། 、热ཚ་བ། 、轻ཡང་བ། 、锐རྣོ་བ། 、糙རྩུབ་པ། 、动གཡོ་བ།

10. 疾病的二十种属性ནད་ཀྱི་མཚན་ཉིད་ཉི་ཤུ་ནི།།

10.1 隆的六种属性རླུང་གི་མཚན་ཉིད། ：糙རྩུབ་པ། 、轻ཡང་བ། 、寒གྲང་བ། 、细ཕྲ་བ། 、硬སྲ་བ། 、动གཡོ་བ།

10.2 赤巴的七种属性མཁྲིས་པའི་མཚན་ཉིད། ：润སྣུམ་པ། 、锐རྣོ་བ། 、热ཚ་བ། 、轻ཡང་བ། 、臭དྲི་མནམ་པ། 、泻འཁྲུ་བ། 、软གཤེར་བ།

10.3 培根的七种属性བད་ཀན་མཚན་ཉིད། ：润སྣུམ་པ། 、凉བསིལ་བ、重ལྕི་བ། 、钝རྟུལ་བ། 、柔འཇམ་པ། 、稳བརྟན་པ། 、粘འབྱར་བག་ཅན།

11. 十七效对治疾病的二十性相法 ཡོན་ཏན་བཅུ་བདུན་གྱིས་ནད་ཀྱི་མཚན་ཉིད་ཉི་ཤུ་འཛོམས་ཚུལ་ནི།

11.1 隆病：柔治糙，重治轻，温治寒，稳治动，润治细，软治硬。

རླུང་གི་མཚན་ཉིད་འཛོམས་ཚུལ་ནི། འཇམ་པས་རྩུབ་པ་འཛོམས། ལྗི་བས་ཡང་བ་འཛོམས། དྲོ་བས་གྲང་བ་འཛོམས། བརྟན་པས་གཡོ་བ་འཛོམས། སྣུམ་པས་ཕྲ་བ་འཛོམས། མཉེན་པས་སྲ་བ་འཛོམས།

11.2 赤巴病：干治润，糙治锐，凉治热，重治轻，稀治臭，燥治泻。

མཁྲིས་པའི་མཚན་ཉིད་འཛོམས་ཚུལ་ནི། སྐྱ་བས་སྣུམ་པ་འཛོམས། རྟུལ་བས་རྣོ་བ་འཛོམས། བསིལ་བས་ཚ་བ་འཛོམས། ལྗི་བས་ཡང་བ་འཛོམས། སླ་བས་དྲི་མནམ་པ་འཛོམས། སྐམ་པས་འཁྲུ་བ་དང་གཤེར་བ་འཛོམས།

11.3 培根病：干治润，热治凉，轻治重，锐治糙，动治稳，糙治柔，硬治粘。

བད་ཀན་གྱི་མཚན་ཉིད་འཛོམས་ཚུལ་ནི། སྐྱ་བས་སྣུམ་པ་འཛོམས། ཚ་བས་བསིལ་བ་འཛོམས། ཡང་བས་ལྗི་བ་འཛོམས། རྣོ་བས་རྟུལ་བ་འཛོམས། གཡོ་བས་བརྟན་པ་འཛོམས། རྩུབ་པས་འཇམ་པ་འཛོམས། སྲ་བས་འབྱར་བག་ཅན་འཛོམས།

12. **黑脉**རྩ་ནག：指动脉、静脉及整个血液循环系统。

13. **白脉**རྩ་དཀར：指大脑、小脑、延脑、脊髓以及各种外周神经。

二、藏医病名注释

1. **隆病**རླུང་ནད།：是隆在受到内外各种因素的影响下，发生增、衰、紊乱，失去平衡而侵犯心肺、命脉等的疾病。症见：嘘气频发，心悸气短，耳鸣健忘，心神不宁，胸背胀痛，心区疼痛，胸闷体颤，心烦意乱，失眠多梦；严重者可出现昏晕扑倒，神昏谵语，疯狂等症状。

2. **赤巴病**མཁྲིས་པའི་ནད།：是人体产生热能的赤巴和肝胆机能紊乱而引起的疾病。症见：发热，头痛，厌油，恶心，口苦，右上腹痛，巩膜、皮肤黄染等。

3. **培根病**བད་ཀན་ནད།：是人体水、土机能受扰紊乱而引起的疾病。症见：胃火衰弱，痰液增多，味觉不灵，消化不良，食欲不振，腹胀腹痛，呕吐，腹泻，头脑昏沉，身心沉重，四肢无力，嗜睡多眠，腰肾不适，肤色苍白，面浮肢肿；脉象沉弱而缓，尿色清白等。

4. **宁隆病**སྙིང་རླུང་ནད།：是隆邪侵入心脏引起的心脏病。症见：心悸气短，耳鸣健忘，心神不宁，胸背胀痛，身体震颤，嘘气频发，心烦意乱，失眠多梦等（相当于心肌缺血、心神经官能症）。

5. **查隆病（隆血交杂症）**ཁྲག་རླུང་ནད།：是查、隆功能失调或紊乱引起的气血不和及上涌的病症。症见：头晕，头痛，耳鸣，失眠，胸背疼痛，胸闷气促，烦躁不安，繁渴等（相当于高血压）。

6. **隆彩**རླུང་ཚད་ནད།：是隆邪偏盛引起热与隆邪夹杂的热症。症见：口干繁渴，舌干喉燥，哈欠频作，全身颤抖，失眠不寐，周身酸痛等。

7. **胃隆病**ཕོ་རླུང་ནད།：是隆邪偏盛伤及胃火而引起的寒性胃病。症见：嗳气，呕吐，厌食，繁渴，腹胀，腹痛，肠鸣腹泻等。

8. **血隆病**ཁྲག་རླུང་ནད།：是体内坏血被恰不欺隆扰乱，向上体壅塞，阻碍气和血流通的脉道而引起的疾病。症见：头昏目眩，耳鸣，多嘘叹，神志不安，失眠健忘，疲乏无力，肢体颤抖，多语，怕冷等。老年人易发此病。

9. **常赤病**གྲང་མཁྲིས་ནད།：是培隆寒邪侵入能消胆之部位，胆汁瘀散于脉道引起的赤巴病。症见：恶心，呕吐，厌食，口干口苦，头痛，食欲不振，疲乏无力，胁肋疼痛，腹胀腹痛，清油样小便，巩膜黄染，大便灰白色，皮肤瘙痒等。

10. **培赤病**བད་མཁྲིས་ནད།：是培根和赤巴功能失调或紊乱引起的疾病。症见：恶心，呕吐，口苦，头痛、头沉，厌食，目赤等。

11. **培隆病**བད་རླུང་ནད།：是培根和隆功能失调或紊乱引起的疾病。症见：恶心，呕吐，嗳气，食欲不振，消化不良，胃脘胀痛，头晕耳鸣等。

12. **培查病**བད་ཁྲག་ནད།：是培根与血合并侵入肺部引起的疾病。症见：咳嗽，咳痰，目赤声哑，局部发绀，胸背闷痛，气喘等。

13. **白脉病**རྩ་དཀར་ནད།：是白脉功能失调引起的以肢体运动及感觉功能改变、神情意识变化、共济失调等为主要临床特征的疾病，如脑卒中、肩手综合征、脊髓损伤、周围神经炎、帕金森病、痴呆、脑瘫、神经脱髓鞘病等神经系统疾病，骨骼肌肉系统病变累及神经的疾病如颈椎病、腰椎间盘突出、椎管狭窄、坐骨神经痛、骨关节炎、类风湿性关节炎、肌筋膜炎、肌腱炎等，以及外伤引起的肢体运动和感觉功能障碍等疾病。

14. **黑白脉病**རྩ་དཀར་རྩ་ནག་ནད།：藏医解剖学把人体的经脉分为白脉和黑脉。黑脉病，是血管，包括整个血液循环系统疾病。白脉病，是神经系统的功能障碍或病理损害。症见：口眼歪斜，四肢麻木、拘挛僵直，偏瘫，语言不利等。

15. **黄水病**ཆུ་སེར་ནད།：是三因素失调导致胆汁精华所生化的黄水偏盛窜散于周身各处引起的疾病。分为津风转化的白黄水病和血胆转化的黑黄水病两种。症见：皮肤瘙痒，疱疹，疮疡，肿胀，肤色发青、粗糙，眉发脱落，关节肿痛，活动受限等。

16. **仁彩**རིམས་ཚད།：是瘟邪和热邪合并的传染病。症见：寒颤发热，咳嗽，咳痰，鼻塞，流涕，头痛，头晕，口干繁渴，周身酸痛，心烦胸闷等。

17. **炭疽**ལྷོག་པ།：是疠降于肌肉出现肿形像水泡样疱疹的一种瘟病。

18. **楷彩**མཁལ་ཚད།：是由于负重劳累、受潮遇寒和饮食等多种因素引起泌尿系统感染导致的热性肾病。症见：寒颤，发烧，尿频，尿急，血尿，尿痛，排尿不畅，腰肾区疼痛，腰膝酸痛，饮酒及过度劳累后加重等。

19. **宁彩**སྙིང་ཚད།：是由于饮食起居失调、悲痛忧愁、惊恐太甚、饥饿失眠等导致血、赤巴之热邪侵袭心脏而引起的心脏病。分为心热增盛和心热回旋两种。症见：发热，心慌，胸闷，气促，口干舌燥，目赤鼻干，心率增快，胸背疼痛，心前区烧灼感，情志异常等。

20. **洛彩**གློ་ཚད།：分为热壅塞和热刺痛两种。热壅塞的症状为脉、尿皆现热象，上体发胀，痰有咸味、泡沫小而杂有胆汁；热刺痛的症状为睡不安稳，呼吸上壅，咳嗽吐痰，痰红黄色，有时刺痛。

21. **扩散热**འགྲམས་ཚད།：是劳作过度或创伤引起赤巴热邪过盛，扩散于机体不同部位而引起的热性疾病。症见：发热，口干口渴，面部潮红，呼吸短促，劳伤部疼痛、活动受限，面呈油腻，脉细而紧，尿色呈红等；热邪扩散于机体内外之处疼痛不止，各显其症。

22. **森病**སྲིན་ནད།：是饮食起居不当等诱因使三因失调导致体内的森（体内存活的各种微生物）紊乱引起的各种疾病。症见：头痛，恶心，呕吐，食欲欠佳，牙痛，肛口肿痛，胃肠绞痛，皮肤瘙痒，消瘦等。

23. **木布病**སྨུག་པོའི་ནད།：是隆、赤巴、培根、血与黄水凝结而引起的综合病。分为热性、寒性两种。跌打损伤所致的瘀血降于肝脏，或者过食热性、酸性食物引起肝血增盛，肝血不能生化为七大物质，逆行入胃、小肠形成败血，引起热性木布病；过食不易消化的食物，胃液增多，导致担负产生胃热和消化的隆、赤巴机能衰败，引起寒性木布病。症见：初期胃部不适、泛酸，胸腹灼痛，消化不良；中期呕吐胆汁；后期吐棕褐色粘液和血，大便燥结，肌肉消瘦，出现肝脾胃肠痞瘤。

24. **胆热症**མཁྲིས་ཚད།：是长期食用油腻和热性食物，以及剧烈运动引起的热病。症见：发热，口干，口苦，恶心，呕吐，食欲不振，腹胀腹痛，右肩背部疼痛，巩膜、皮肤轻度黄染等（相当于肝胆热症）。

25. **冈巴病（又名“冈斑病”）**རྐང་འབམ་ནད།：是查、隆、培根功能失调以及坏血、黄水下注于腿部引起血液循环障碍，导致下肢肿胀、灼痛、小腿逐步浮肿及变紫为特征的疮疡病。症见：早期出现胸背疼痛，呼吸急促，口唇发绀，牙龈出血；晚期下肢皮下淤血致红、肿、热、痛，活动受限等。

26. **查彩**ཁྲག་ཚད།：是热邪侵入血液引起的血热症。症见：繁渴，头痛，头晕，口干喉燥，胸背疼痛，眼部充血，气短喑哑，尿红等，

27. **钦彩**མཆིན་ཚད།：是进食酸辣食物、劳累等一种或多种病因长期反复刺激肝脏，造成肝功能减退或损害的热性肝病。症见：口干繁渴，肝区疼痛，腹胀，巩膜及皮肤黄染，尿色变深黄等（相当于肝炎）。

28. **陈旧热**རྙིངས་ཚད།：是热症经年累月，迁延不愈，导致热邪深陷血液等人体七大物质引起的热性疾病。症见：发热，出汗，嗜睡，目赤干涩，口干繁渴，后背刺痛，体沉重、麻木，心慌胸闷等；脉细而紧，尿色呈红等。

29. **紊乱热**འཁྲུགས་ཚད།：是饮食起居不当引起隆、赤巴、培根紊乱，热邪侵害血液等人体

七大物质，导致热势增盛的热性疾病。症见：寒颤，咳嗽咳痰，呼吸短促，胸肋刺痛，痰液赤黄，目赤舌干，疲乏无力等；脉洪、紧、数，尿液呈红黄色，气味骚臭，蒸汽大。

30. **楷常病**མཁལ་གྲང་། ：是久居风寒湿地，水中作业，以及寒性饮食过量引起的寒性肾病。症见：腰膝酸软，骶髂冷痛，尿频，尿浊，排尿不畅，赤白带下，遗精，睾丸肿胀等。

31. **萨顿病**གཟའ་གདོན་ནད། ：神志类疾病。症见：抽搐，眼呆，失语，口斜，哭笑无常。(相当于羊癫疯、中风类疾病)。

32. **肉瘿病**ལྷ་བའི་ནད། ：甲状腺疾病。

33. **桑斯病**བསམ་སེའུ་ནད། ：是精气不足、外泄、过量损耗或者先天不足等引起的疾病。

34. **年仁病**གཉན་རིམས་ནད། ：急性传染病。

35. **钾脂**ལྷུགས་དྲེག：胃病的一种(相当于慢性胃炎、浅表性胃炎)。

36. **顿病**གདོན་ནད། ：神志类疾病，包括神经错乱症、癔病、羊癫疯等。

37. **年彩**གཉན་ཚད། ：高传染热性疾病。

38. **命脉热**སྲོག་རྩའི་ཚད་པ། ：是热侵犯神经系统引起的疾病。症见：神志紊乱，心境障碍，惊悸，焦虑，抑郁，失眠多梦，头晕目眩，易产生幻觉等。

附录2　藏药材采集、加工、炮制通则

在藏医药理论的指导下，根据临床治疗和制剂配制的需求，对藏药材进行采集、加工和炮制，其目的是去除杂质和非药用部分、降低药材毒性、改变或缓和药性和药效、满足临床治疗效果，以适应藏药配制、生产的需要，保证临床用药的安全性和有效性。

一、采集、加工和贮藏

藏药材因时因地采集。全草类应在植物生长最旺盛时采集，根和根茎类应在早春或秋季采挖，皮类应在春季剥取，花类应在花蕾期或开放期采摘，果实和种子类应在成熟期采收。

藏药材采集后，应除去泥土、杂质、非药用部位等，部分需先行产地加工，然后迅速干燥，含挥发油或日晒易变色的药材宜阴干。

1.适地采集　药味、药性与生长环境密切相关，因而采集时应注意两点：一是受灾害地区的药材不宜采集，应选择在药材未受干旱、水涝、火灾、霜雹、病虫害等破坏影响的地区进行采集；二是在阴山坡采集寒凉药材，在阳山坡采集温热药材；对生长范围广泛的药材，也要根据其药味、药性的特点来选择采集地。

2.适时采集　春季采集树皮、树脂，春秋挖根，初夏摘花，夏季采叶，在植物生长旺盛时期采集花蕾和茎枝，秋天收果。

3.拣选去毒　药材采集后，除了去除泥土、枯叶、杂质等非药用部位外，更应注意去毒的工序。凡是有毒的部位均应去掉，不能供作药用。

4.及时干燥　药材在拣去杂质后，就地洗净，待微蔫，用棒略捶打，或用手略揉搓，使其绿汁外浸，凉药要晾干、风干；热药宜烘干、晒干。不得任其自行干燥，则变黄失效。严禁诸药混合干燥，与毒物放在一起。

5.贮藏　经过加工的药材，要妥善保存，不得任其淋雨、暴晒、烘烤、烟熏、虫蛀、鼠咬；不得与其他物品混放，以免污染。

二、炮制

1.净制

系指药材在切制、炮制或调配制剂前应选用不同的方法进行净制加工。凡供切制、炮制或调配制剂的均应使用净药材。方法如下：

（1）筛选：选取适宜孔径的药筛筛去药材中夹杂的泥沙、石屑及其他杂物。

（2）挑选：选取规定的药用部位，除去非药用部位、杂质及虫蛀霉变等的药材。或将药材按大小、长短、粗细、厚薄、软硬程度等进行分档，便于其他炮制的操作。

（3）风选：借助风力将药材与杂质分离。

（4）刷净：用刷子等工具刷除附着于药材表面的茸毛、污物及杂质。

（5）刮除：用刀具或其他利器刮去药材的粗栓皮、附着于表面的地衣等，以及动物药材残存的筋、膜、残肉等。

（6）剪切：用剪、刀等，除去药材的非药用部位。

（7）淘洗：用清水淘洗药材，除去附着的泥土和杂质。为减少有效成分的损失，某些药材应快速淘洗，习称“抢水洗”。

（8）浸漂：将药材置过量的清水中，定期更换清水数次，或将药材置流动水中，除去药材中的某些有毒物质、盐分、泥沙等异物及异味。

（9）簸：将药材放入簸箕内，簸去质较轻的非药用部位和杂质，以及干瘪的劣品等。

（10）去核：有些果实类药材要去核。

（11）劈：用刀、斧等将大块药材劈成小块。

（12）砸：凡坚硬的矿石、贝壳、骨类等不易粉碎的药材，可砸成小块。根、根茎有较深的纵沟或根系交错生长的要砸开根、根茎，除去泥沙等杂质。

（13）搓揉：采集药材后，搓揉出香气，晾干。

2. 切制

切制系指将净药材，除鲜切、干切者外，根据药材的质地等情况切成一定规格的片、段、丝、块；劈成不规则的小块或丝条状；捣或串压成碎块；锉或粉碎成粉末等。

3. 炮制

炮制系指根据药材性能将净制、切制后的药材作进一步的加工处理，常用炮制方法有以下几种：

（1）炒制：分清炒和加辅料炒两种。

1）清炒：取净药材，置锅中，用小火炒至表面色泽加深，嗅有香气或逸出药材固有气味时，取出，放凉。

2）加辅料炒：将辅料散布于锅中，加热辅料后加入药材，翻炒。包括砂炒、糌粑炒等。

（2）酒制：包括酒炙、酒浸。

1）酒炙：取净药材，用青稞酒拌匀，稍闷，待青稞酒被吸尽，晾干或炒至表面色泽加深，取出，放凉。

2）酒浸：取净药材，用青稞酒浸泡，取出，干燥。

（3）奶制：取净药材，加牛奶煮至奶液吸尽或弃去奶液，取出，干燥。

（4）煅制：

1）明煅：取净药材，置煅锅内，直接煅至适度，取出，放凉。

2）闷煅：取净药材，置煅锅内，封严，煅至适度，放凉，取出。

（5）水飞：取按规定处理后的药材，加水适量共研，再加多量的水搅拌，倾取混悬液，沉淀按上法反复操作，混悬液合并静置，分取沉淀，干燥，或干燥后研散。

（6）蒸制：取净药材，加入液体辅料拌匀（清蒸除外），置容器内蒸至规定时间或适宜程度，取出，干燥；或切片，干燥。

（7）煮制：包括清水煮和辅料煮。取药材加清水或辅料煎液，共煮，取出，干燥，或切片后干燥。

（8）熬膏：将净药材破碎，加水煎熬后，滤出药汁，添水再煎，反复数次，去渣，合并药汁，浓缩收膏。

注：本通则不能涵盖的内容，按各品种项下规定的炮制方法操作。

附录3 藏药珍宝类矿物药炮制方法

1.金灰 གསེར་ཐལ།

【来源】 本品为金（Aurum）经特殊炮制成的灰粉。

【炮制】 1）将纯金制成金箔或金粉，备用。

2）以“三酸冲曲”、亚麻籽、碱花、硼砂等辅料煎煮炮制去毒，备用。

3）以青稞酒、碱花、硼砂等辅料煎煮炮制去锈，以清水洗净，备用。

4）以雄黄粉、硫磺粉、山羊奶、白芝麻粉、黑芝麻粉、亚麻籽粉等辅料，均匀涂布于金箔表面或与金粉混合，包于棉纱布，按藏医煅制法煅烧成灰，即得。

2.银灰 དངུལ་ཐལ།

【来源】 本品为银（Argentum）经特殊炮制成的灰粉。

【炮制】 1）将纯银制成银箔或银粉，备用。

2）以黑矾、黄矾、火硝、沙棘膏等辅料调成的“冲曲”煎煮炮制去毒，备用。

3）以火硝、沙棘膏等辅料调成“冲曲”煎煮炮制去锈，以清水洗净，备用。

4）以硼砂、硫磺、亚麻籽粉等辅料，均匀涂布于银箔表面或与银粉混合，包于棉纱布，按藏医煅制法煅烧成灰，即得。

3、铜灰 ཟངས་ཐལ།

【来源】 本品为铜（Cuprum）经特殊炮制成的灰粉。

【炮制】 1）将纯铜制成铜片或铜粉，备用。

2）以“三酸冲曲”等辅料煎煮炮制去毒，备用。

3）以青稞酒、沙棘膏等辅料调成“冲曲”煎煮炮制去锈，以清水洗净，备用。

4）以硼砂、硫磺等辅料，均匀涂布于铜片表面或与铜粉混合，包于棉纱布，按藏医煅制法煅烧成灰，即得。

4.铁灰 ལྕགས་ཐལ།

【来源】 本品为铁（Ferrum）经特殊炮制成的灰粉。

【炮制】 1）将铁制成铁粉，备用。

2）以水柏枝、火硝、碱花等辅料煎煮炮制去毒，备用。

3）以菜籽油、齐瓦次、陈年酥油等辅料煎煮炮制去锈，以清水洗净，备用。

4）以诃子、硫磺等辅料，与铁粉混合均匀调成稠面糊状或制作成饼状，干燥，按藏医煅制法煅烧成灰，即得。

5. 青铜灰 འཁར་ཐལ།

【来源】 本品为青铜（铜、锡、铅合金）经特殊炮制成的灰粉。

【炮制】 1）将青铜制成青铜粉，备用。

2）以黄矾、黑矾、沙棘膏、火硝等辅料煎煮炮制去毒，备用。

3）以青稞酒、硼砂等辅料煎煮炮制去锈，以清水洗净，备用。

4）以硫磺、硼砂、青稞酒等辅料，与青铜粉混合均匀调成稠面糊状或制作成饼状，干燥，按藏医煅制法煅烧成灰，即得。

6. 黄铜灰 རག་ཐལ།

【来源】 本品为黄铜（铜、锌合金）经特殊炮制成的灰粉。

【炮制】 1）将黄铜制成黄铜粉，备用。

2）以黄矾、黑矾、沙棘膏、火硝等辅料煎煮炮制去毒，备用。

3）以青稞酒、硼砂等辅料煎煮炮制去锈，以清水洗净，备用。

4）以硫磺、硼砂、青稞酒等辅料,与黄铜粉混合均匀调成稠面糊状或制作成饼状，干燥，按藏医煅制法煅烧成灰，即得。

7. 铅灰 ཞ་ཐལ།

【来源】 本品为铅（Plumbum）经特殊炮制成的灰粉。

【炮制】 1）将纯铅制成铅片或铅粉，备用。

2）以希日坎渣、姜黄等辅料煎煮炮制去毒，备用。

3）以青稞酒、黄矾、黑矾、沙棘膏、诃子、毛诃子、余甘子等辅料煎煮炮制去锈，以清水洗净，备用。

4）以雄黄、硫磺、山羊奶等辅料，均匀涂布于铅片或与铅粉混合均匀调成稠面糊状或制作成饼状，干燥，按藏医煅制法煅烧成灰，即得。

8. 锡灰 གཤའ་ཐལ།

【来源】 本品为锡（Stannum）经特殊炮制成的灰粉。

【炮制】 1）将纯锡制成锡片或锡粉，备用。

2）以诃子、毛诃子、余甘子等辅料煎煮炮制去毒，备用。

3）以沙棘膏、火硝等辅料煎煮炮制去锈，以清水洗净，备用。

4）以硼砂、硫磺、诃子（肉）等辅料，均匀涂布于锡片或与锡粉混合均匀，调成稠面糊状或制作成饼状，干燥，按藏医煅制法煅烧成灰，即得。

9. 锌灰 ཏི་ཚའི་ཐལ་བ།

【来源】本品为锌（Zincum）经特殊炮制成的灰粉。

【炮制】1）将纯锌制成锌片或锌粉，备用。

2）以希日坎渣、姜黄等辅料煎煮炮制去毒，备用。

3）以青稞酒、黄矾、黑矾、沙棘膏、诃子、毛诃子、余甘子等辅料煎煮炮制去锈，以清水洗净，备用。

4）以雄黄、硫磺、山羊奶等辅料，均匀涂布于锌片或与锌粉混合均匀，调成稠面糊状或制作成饼状，干燥，按藏医煅制法煅烧成灰，即得。

10. 霹雳铁灰 ཐོག་ལྕགས་ཐལ་བ།

【来源】 本品为霹雳铁（天铁、天降石）经特殊炮制成的灰粉。

【炮制】 1）将霹雳铁制成霹雳铁片或霹雳铁粉，备用。

2）以黄矾、黑矾、沙棘膏、火硝等辅料煎煮炮制去毒，备用。

3）以青稞酒、硼砂等辅料煎煮炮制去锈，以清水洗净，备用。

4）以硫磺、硼砂、青稞酒等辅料，均匀涂布于霹雳铁片或与霹雳铁粉混合均匀，调成稠面糊状或制作成饼状，干燥，按藏医煅制法煅烧成灰，即得。

11. 七矿灰 ཁམས་བདུན་ཐལ་བ།

【来源】 本品为金矿石、银矿石、磁石、泉华（曲久夺）、自然铜、雌黄、雄黄七种矿物药材经特殊炮制成的灰粉。

【炮制】 1）将金矿石、银矿石、磁石、泉华、自然铜五种矿物药材的粗粉等量混合，用黑矾、黄矾、火硝、碱花等辅料以浸泡、煎煮等方式炮制去毒，备用。

2）将雌黄、雄黄粗粉等量混合后用棉布包裹，用山羊奶、山羊肉等辅料煎煮炮制去毒，备用。

3）将前两种备用物混合后，加入火硝、榜嘎粉混匀，用黑矾粉、黄矾粉的“冲曲”浸泡，加入菜籽油，研磨后制作成饼状或三角状，干燥，备用。

4）按藏医煅制法煅烧成灰，即得。

12. 黑云母灰 ལྷང་ཚེར་ཐལ་བ།

【来源】 本品为黑云母经特殊炮制成的灰粉。

【炮制】 1）将黑云母切成薄片状，炒制后研细，加入“达拉水” 调制成糊状，发酵7天后反复揉搓，阴干备用。

2）以硫磺、火硝、沙棘膏等辅料，调成稠面糊状或制作成饼状，干燥，备用。

3）按藏医煅制法煅烧成灰，即得。

注： 金、银、铅、锡、水银、佐太等藏药材的炮制需要在经验丰富的藏医药专业人员指导下进行。

中文名索引

A

B

C

D

E

F

G

H

J

K

L

M

N

P

Q

R

S

T

W

X

Y

Z

藏文名索引

ཀ་སྡེ།

ཁ་སྡེ།

ག་སྡེ།

ང་སྡེ།

ཅ་སྡེ།

ཆ་སྡེ།

ཛ་སྡེ།

ཉ་སྡེ།

ཏ་སྡེ།

ད་སྡེ།

ན་སྡེ།

པ་སྡེ།

ཕ་སྡེ།

བ་སྡེ།

མ་སྡེ།

ཙ་སྡེ།

ཚ་སྡེ།

ཞ་སྡེ།

ཟ་སྡེ།

འ་སྡེ།

ཡ་སྡེ།

ར་སྡེ།

ལ་སྡེ།

ཤ་སྡེ།

ས་སྡེ།

ཧ་སྡེ།

ཨ་སྡེ།

汉语拼音索引

D

E

F

G

H

J

K

L

M

N

P

Q

R

S

T

W

X

Y

Z